透明で目立たないマウスピース矯正
“インビザライン”
9割の患者が支持する最先端の歯科矯正

越谷レイクタウン南口歯科・矯正歯科　理事長……亀山哲郎
松戸やぎり歯科・矯正歯科　院長……………………阿部伸太郎
大垣スイトスクエア歯科・矯正歯科　院長…………北野高規

RIGHTING BOOKS

はじめに

あるとき、50代の患者さんが来院されて、不安そうに尋ねました。

「歯並びを治したいんですが、こんな年齢でも大丈夫でしょうか?」

もちろん、矯正治療は何歳になっても受けることができます。

ただ、50代の患者さんは珍しいので、矯正治療を受けようと思ったキッカケについて、質問してみました。

すると、患者さんは少し恥ずかしそうに、おっしゃいました。

「知り合いのお葬式に行ったら、お棺のなかで口が少し開いていて、そこから歯が見えていたんです。生前、ご本人が出っ歯を気にされていたことを思い出して、そのまま亡くなってしまったんだと思うと、なんだか悲しくて……。私も自分の歯並びが好きではないので、この歯のまま人生を終えたくないと、そう思ったんです」

自分の歯並びにコンプレックスがあっても、日本人は積極的に矯正治療を受けようとしません。この患者さんの若いころは、矯正治療はかなり高額だったのかもしれませんが、近年では手が出ない価格ではありません。

もっと早く来て下さっていたら、そのぶん早くコンプレックスから解消されて、明るい人生を送ることができたのにと、とても残念な気持ちになりました。

治療費だけではなく、日本人の多くは、矯正治療にいいイメージを持っていません。

痛い。辛い。

矯正装置が目立って恥ずかしい。

食事や歯磨きがしにくい。

通院が面倒臭い。治療期間が長い……。

このようなマイナスイメージを作ってしまった原因の一つは、歯科医がこれまで、治療中の患者さんの負担を気に留めてこなかったせいではないでしょうか。

治療は、医師と患者が協力しあって行うものです。

症状が重い場合は、3年や5年かかっても仕方がありません。

辛いけれど、がんばって乗り越えて治しましょう。


これらはすべて、現代には通用しない〝古い感覚〟です。

たとえば胃にガンがあり、それを外科手術で切除する場合、昔は開腹していました。お腹を縦一文字に切って開き、ガンを切除した後、縫って閉じていたのです。

しかし最近は内視鏡による切除が可能になり、開腹手術はかなり減りました。結果、患者さんの体の負担が減り、入院期間も短くなりました。もちろん、痛みやしんどさも大きく軽減されました。

もっと身近な例でいえば、ダイエットや筋トレです。

昔のダイエットや筋トレは、我慢や努力が必要でした。しかし、最近は「食事前に○○を食べるだけ」や「1日10分、テレビを見ながらでもできる」「糖質制限だけで驚きの効果」など、とても簡単な方法が編み出されています。

なぜなら、辛いことを我慢し、継続的な努力を求めるような方法では、誰も「よし、始めよう」と思わないからです。最初は気合十分でスタートしても、そのモチベーションを維持することは、容易ではありません。続かなければ、ダイエットも筋トレも、効果が期待できません。現代は「楽に実行できて、高い効果があること」が重視されているのです。

では、矯正歯科は、どうでしょうか？

「明日から矯正治療を開始します」と言われたら、多くの人が「明日から何年も、歯に装置をつけて、食事や歯磨きのときに気を遣わなければいけないのか」と、暗澹たる気持ちになるのではないでしょうか。

また、患者さんの様子を見ていると、治療後は「キレイな歯並びになった！　やった！　やった！」という喜びや達成感よりも「やっと終わった、もう二度とやりたくない……」という脱力感や疲労のほうが大きいようです。

「頑張って治療する」「治るまで我慢する」

このような治療法は、もう受け入れられないのです。

本書でご紹介するマウスピース矯正「インビザライン」は、最先端の技術を矯正歯科に応用したことで、従来とは比べ物にならないほど患者さんの負担が軽減された、新しい治療法です。

インビザラインによる治療は、１９９９年に、アメリカで始まりました。今までにない矯正歯科であり、患者さんの評判も良いと聞いていたので、多くの歯科医が期待を寄せていました。

しかし、日本でインビザラインによる治療が可能なったのは、２００６年でした。この7年の間に、インビザラインの類似品ともいえるマウスピース矯正が国内で複数誕生しましたが、いずれも治療効果が高くなかったため

「マウスピース矯正は効果がない」

という悪評が広まってしまいました。

情報化が進んだ現代では、何か問題が発生したとき、多くの人はその解決方法をインターネットで調べます。そこにはマウスピース矯正の悪評も多く存在するため、矯正治療が必要な患者さんにインビザラインを勧めても、

「マウスピース型の矯正ですか？　ネットで調べたことがあるんですが、効果がないって書いてあったので、やめておきます」

と、断られてしまうことがあります。

私たちは、この誤解を一日も早く解きたいのです。

インビザライン以外のマウスピース矯正と、インビザラインは、まったく違います。実際にインビザラインで治療を受けた患者さんの9割以上が結果に満足しており、治療期間中もほとんど不満の声はありません。

また、以前は「重度の不正咬合には、マウスピースでの治療は難しい」と言われていましたが、インビザラインのシステムは日々進化しており、現在では矯正治療が必要な患者さんの9割は、インビザラインで治療できます。

歯科治療とは、虫歯を削ってかぶせや差し歯をすること、歯が失くなってしまった部分に入れ歯やブリッジを入れることで「歯のトラブルが起きる前の状態」に近づけるものです。

しかし、どれほど高価な材料を使っても、天然の歯よりもいい歯になることはありません。治療をすることで、歯のトラブルというマイナスをゼロにすることはできても、より良いプラスの状態にすることは不可能なのです。

その中で矯正歯科は唯一、患者さんの状態を〝ゼロ〟に戻すのではなく〝プラス〟にできる治療です。

歯並びが悪いために、人前で口を大きく開けられない、虫歯になりやすい、食事のときにうまく噛めない、顎関節症になった……このような問題が解消されるだけではなく「自信がついた」「前より健康になった」「集中力が上がった」など、全身の健康と毎日の生活の質を向上させる効果があるのです。

「幼いころから歯並びが悪くて、コンプレックスだった。でも、病気というわけではないから、そのままにしていた」

この本をきっかけに、そんな人たちが矯正治療を受けて、今よりも幸せな毎日が送れるようになることを、心から願っています。

目次

第4章　インビザラインとは？

第5章　インビザラインが選ばれる理由

第6章　インビザラインで「変わった」人々

第1章

矯正歯科にネガティブな日本人

■「歯並びが悪いアジア人」＝「日本人」

あなたは自分の歯並びに、自信がありますか？

そう質問したとき、

「自信があります！」

と即答できる人は、少ないでしょう。

「とくに悪いとは思っていないけど、自信がある、とは言えない」

「普段は気にならないが、写真に映るときは、歯を見せないようにしている」

「子どものころからガタガタで、できれば矯正したいけど、やっていない」

このような人が、多いのではないでしょうか。


本書で紹介するマウスピース矯正「インビザライン・システム」を提供しているアライン・テクノロジー・ジャパン株式会社が実施したアンケート調査によると、日本人で「歯並びに自信がある」と答えた人は10％、「どちらかといえば

Q：自分の歯並びに自信がありますか？

＜ 日本 ＞

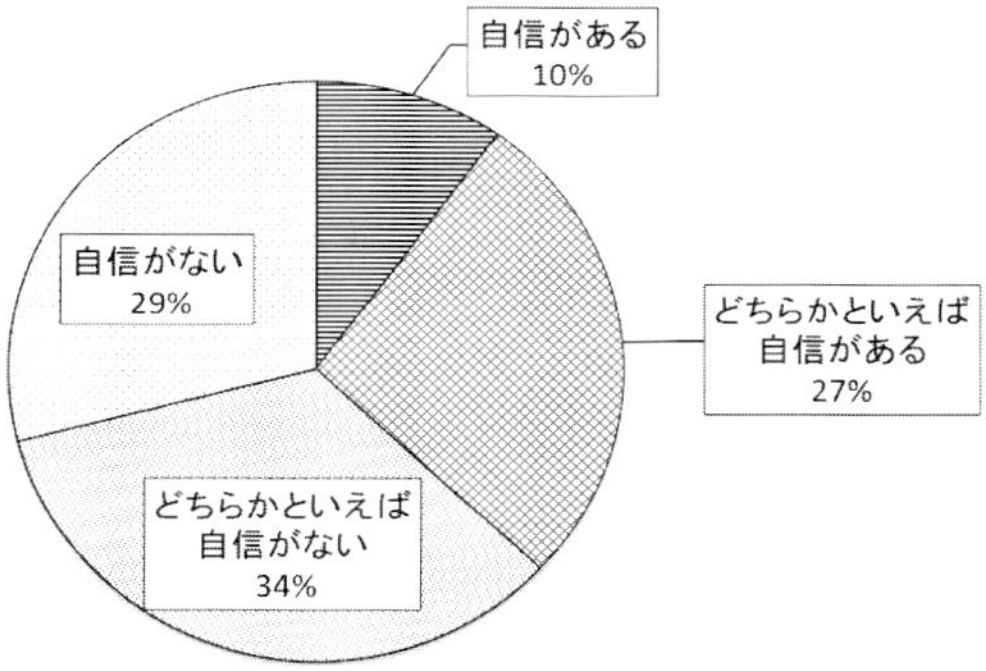

＜ アメリカ ＞

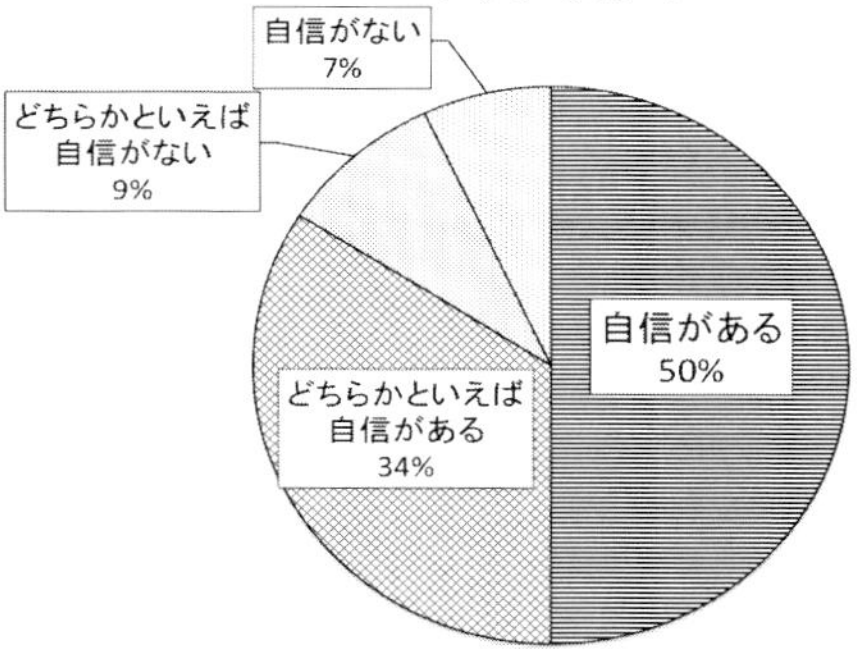

回答者：20 ～ 40 代　日本人・アメリカ人
※男女各 400（合計 800）人

「成功者に求められる“歯並び”に関する意識調査」より
（アライン・テクノロジー・ジャパン株式会社　2016 年 10 月実施）

自信がある」も27％しかおらず、63％が「歯並びに自信がない」「どちらかといえば自信がない」と回答しています。

「日本人は謙虚だから、実際に歯並びが悪くなくても、自信がないと言っているだけでは？」

そう思ったかもしれませんが、同じアンケート調査で、アメリカ人は「歯並びに自信がある」が50％、「どちらかといえば自信がある」が34％で、「歯並びに自信がない」「どちらかといえば自信がない」は、わずか16％でした。

アメリカ人は、なぜ自分の歯並びに自信があるのでしょうか。

その理由は、アメリカが歯の美しさを重視する国であり、国民は矯正治療やホワイトニングを当たり前のように行っているためです。

「自信がないからといって、必ずしも歯並びが悪いとは限らないのでは？　実際、自分の周りで、歯並びが悪い人はいないし……」

それは、あくまで日本人の感覚です。左ページの図をみてください。

日本に住む外国人１００人が答えた
日本人の歯並びの印象

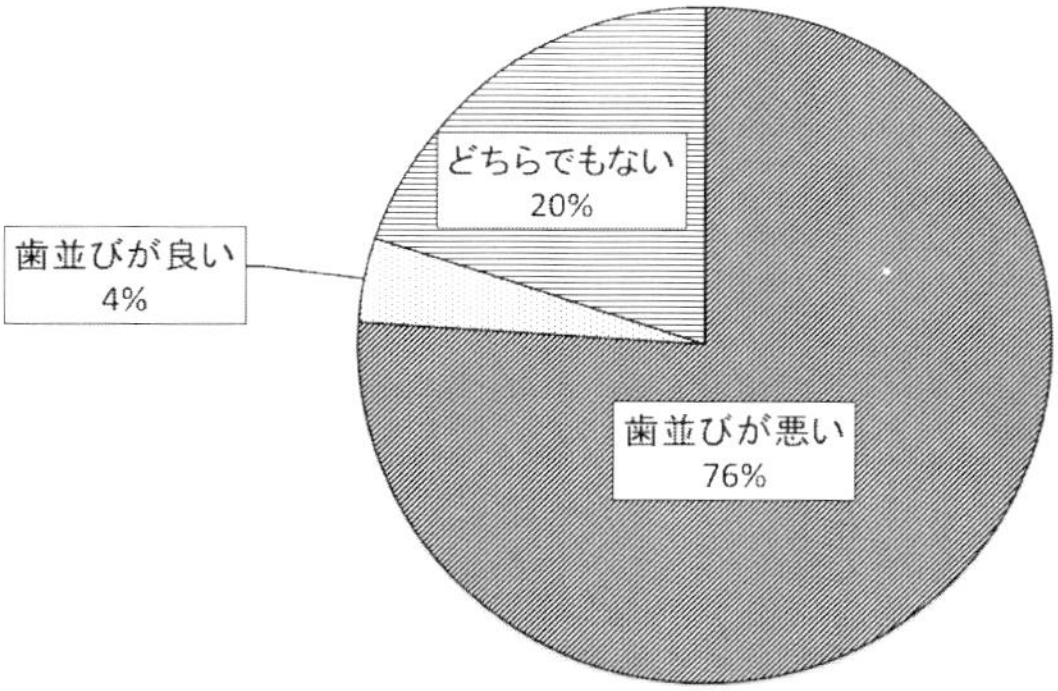

「日本人は歯並びが良い」と回答した外国人は、
わずか４％！

さらに「歯並びと笑顔の魅力の関係」について
「大いに関係する」「少し関係する」
と回答した外国人は８３％にものぼった。

「日本人の歯並びに関する意識調査」より
（アライン・テクノロジー・ジャパン株式会社　2012 年４月実施）

少し古い調査ですが、2012年に同社が外国人を対象に行ったアンケート調査の結果です。「日本人は歯並びが悪い」と回答した外国人は、76%にものぼります。実際、海外留学した患者さんが、外国人から「歯並びが悪いアジア人といえば、だいたい日本人だよ」と言われて、ショックを受けたそうです。

日本人の50%は自分の歯並びに自信がなく、外国人も「日本人は歯並びが悪い」というイメージを持っている。

観光やビジネスで多くの外国人が日本を訪れ、日本人もどんどん海外に出て活躍している時代に、このままで良いはずがありません。

■コンプレックスがあっても矯正治療をしない？

芸能人やキャスター、スポーツ選手など、テレビで顔がアップに映る機会が多

日本人の歯並びについてのコメント
（自由記述、一部抜粋）

「八重歯を可愛いと思う人もいるかもしれませんが、私はそうは思いません。率直に言って、先進国のなかで日本はおそらく最低の歯並びです」
（カナダ人　30代男性）

「他の国と比べて、多くの日本人は歯並びが悪いと思います。不揃いな歯並びがチャーミングだと取られることもあるようですが、不揃いな歯並びが外見をネガティブにし、手入れがされていなく不衛生な印象を与えることもあります」
（スウェーデン人　30代男性）

「おそらくイギリス人や（特に）アメリカ人よりも日本人の歯並びは良くないです。なぜもっと歯の治療をしなかったのかと不思議に思うことがあります。しかし、歯並びが整ってきれいな人もいます」
（イギリス人　60代女性）

「たくさんの歯科医院があるのに、日本人の歯並びが整っていないことに驚きました」
（オーストラリア人　40代男性）

「若い人は矯正治療で歯並びを良くする人が増えているように思います。日本人は、一般的に歯並びが悪いだけでなく、簡単に補綴（銀歯など）をしすぎです」
（メキシコ人　30代男性）

「歯並びが悪いだけでなく、歯の色も悪いと思います」
（ネパール人　30代女性）

「他の国に比べると、歯並びと歯のケアが重視されていません。ビジネスを含む様々な場面で、笑顔は丁寧で親切な返答のようなものなので、残念なことです。素敵な笑顔で人生が変わるかもしれないので、日本人はもっと歯並びや歯を気づかったほうがいいと思います」
（イタリア人　40代男性）

「日本人の歯並びに関する意識調査」より
（アライン・テクノロジー・ジャパン株式会社　2012 年４月実施）

い職業の人の歯は、形が良く、きれいな白色です。

それらは生まれつきではなく、矯正やホワイトニングなどによって整えたものです。どのような美男・美女であっても、歯並びがガタガタであったり、歯の表面が黄ばんでいたら、台無しになるからです。

昭和生まれの人なら、1995年に大流行した、歯磨き粉「アパガード」のCMを覚えているでしょう。東幹久と高岡早紀が白い歯を見せて笑い「芸能人は、歯が命」というキャッチコピーが一世風靡しました。当時、表面が白く輝き、美しいカーブを描く歯に、誰もが一度は憧れたものです。

それは今も変わりません。先ほど述べたアライン・テクノロジー・ジャパン社のアンケート調査の結果から、次のようなことも分かっています。

◎日本人は成功者の条件として「見た目」を重視する傾向がある。
◎女性に対しては、男性よりも「歯並びの良さ」が注目されている。
◎日本人は歯並びの悪さにコンプレックスを抱いていても、矯正治療に

は抵抗があり、治療率が低い。

◎日本人の矯正治療に対するイメージは「見た目が悪い」「痛い」といったネガティブなものが多い。

少し詳しく見ていきましょう。

・日本人は成功者の条件として「見た目」を重視する傾向がある

・女性に対しては、男性よりも「歯並びの良さ」が注目されている

「成功するためには見た目の良さが重要だと思いますか？」という質問に対し、日本人の９５％が「はい」と回答しています。

さらに男女それぞれの「歯並びの良い人」「真顔の人」「歯並びの悪い人」の３枚の写真を見せたうえで、社会的に成功している人はどれかと質問したところ、女性の写真に対しては「歯並びの良い人」が７０％でダントツに多く、男性の写真は「歯並びの良い人」が５５％、「真顔の人」が２０％、「歯並びの悪い人」が

２５％と、女性よりも回答がばらけています。
つまり、男性よりも女性のほうが「歯並びの良さ」が重視されているということです。

・日本人は矯正治療に抵抗がある

「歯列矯正装置をつけることに抵抗がある」人は、アメリカ人は２３％ですが、日本人は５０％にものぼります。

「治療を受けたことがある」人は、アメリカ人は５８％で、２人に１人以上の高い割合を占めているのに、日本人は１４％しかありません。

・矯正治療に対して、日本人はネガティブなイメージが強い

「歯列矯正に対するイメージ」を問う質問に対しては、日本人は「面倒」「痛い」「笑ったときに見えるから抵抗がある」などの回答が多く、矯正装置をつけているときの見た目の悪さや、不便さ、不快さなどのネガティブイメージが強いこと

Q. 成功するためには、見た目の良さが重要だと思いますか？

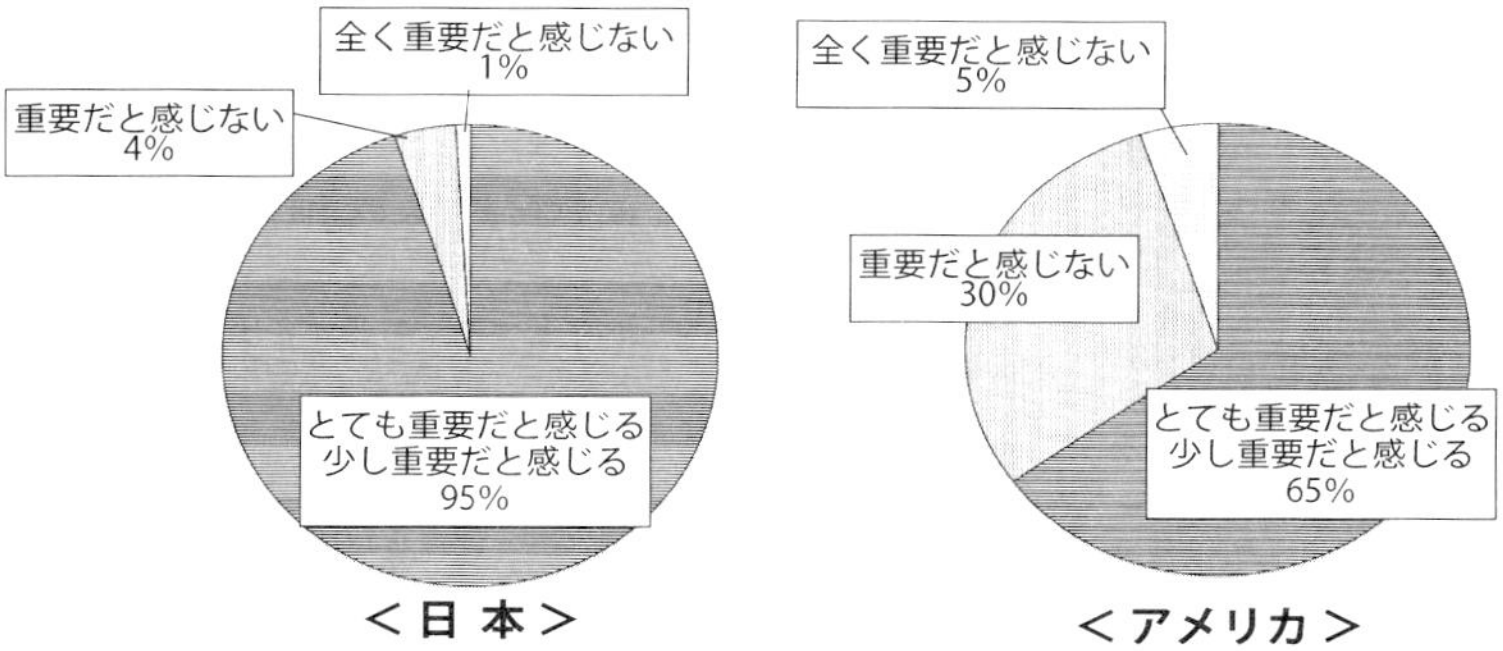

Q. 社会的に成功しているのはどの人だと思いますか？

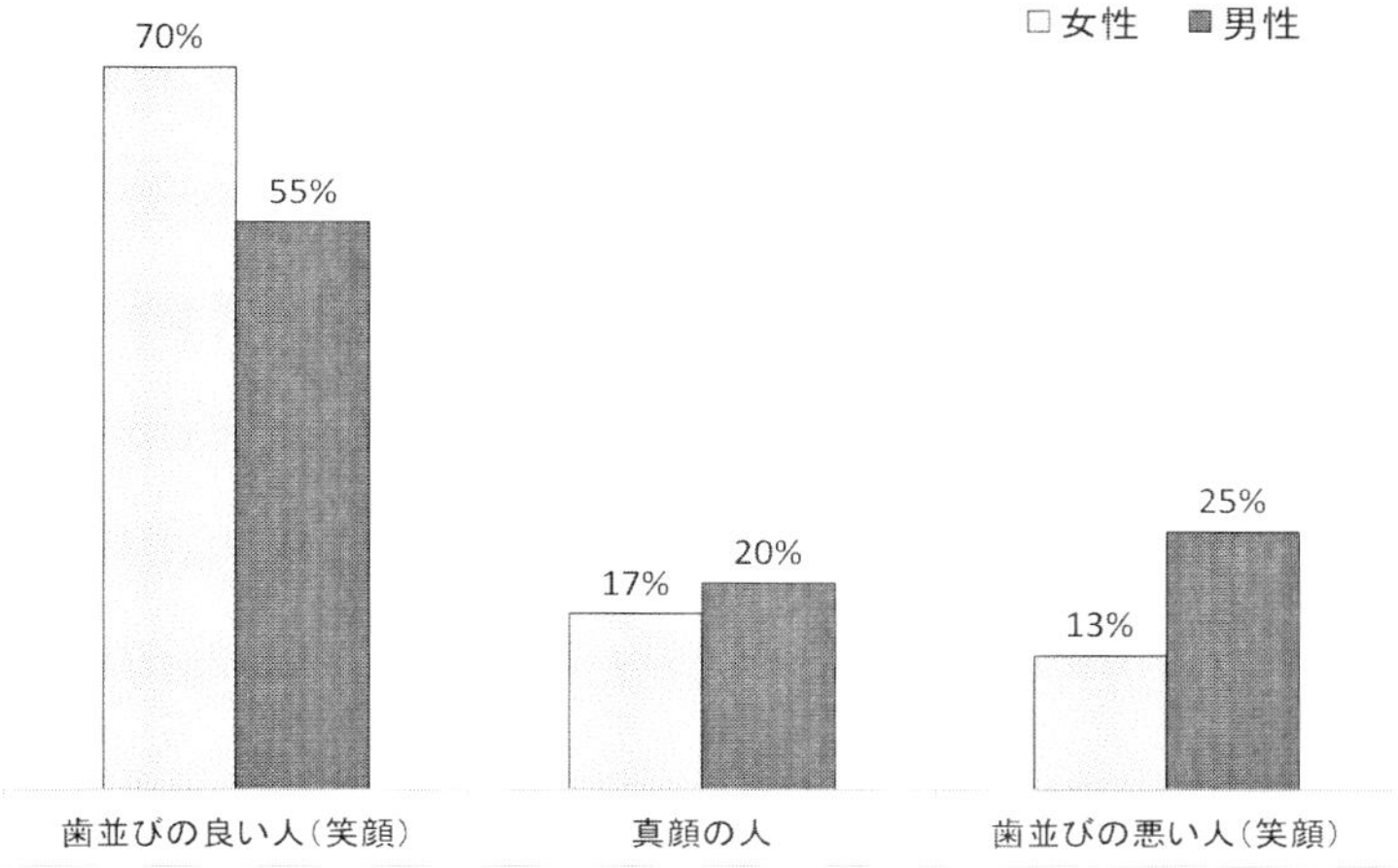

「成功者に求められる“歯並び”に関する意識調査」より
（アライン・テクノロジー・ジャパン株式会社　2016 年 10 月実施）

が分かります。

このアンケートの回答者が考える矯正装置は、日本で最もポピュラーなワイヤー矯正でしょう。歯の表面にブラケットという金属（または目立ちにくいセラミックやプラスチック）の装置を接着し、そこに弓形のワイヤーを通して、ワイヤーが元に戻る力を利用して歯を移動させる方法です。


まとめると、日本人はキレイな歯並びや白い歯に憧れ、それが社会において成功者になるために必要な要素であると感じているにも関わらず、治療に対するネガティブなイメージから、矯正治療を受ける人が少ない、ということです。

近年は多くの歯科医院でホワイトニングが手軽に受けられるようになったことから、若い女性を中心に歯を白くする人が増えてきました。しかし、歯並びを整えるために矯正治療を受ける人は、まだ多くありません。

Q. 矯正装置をつけることに抵抗がありますか？

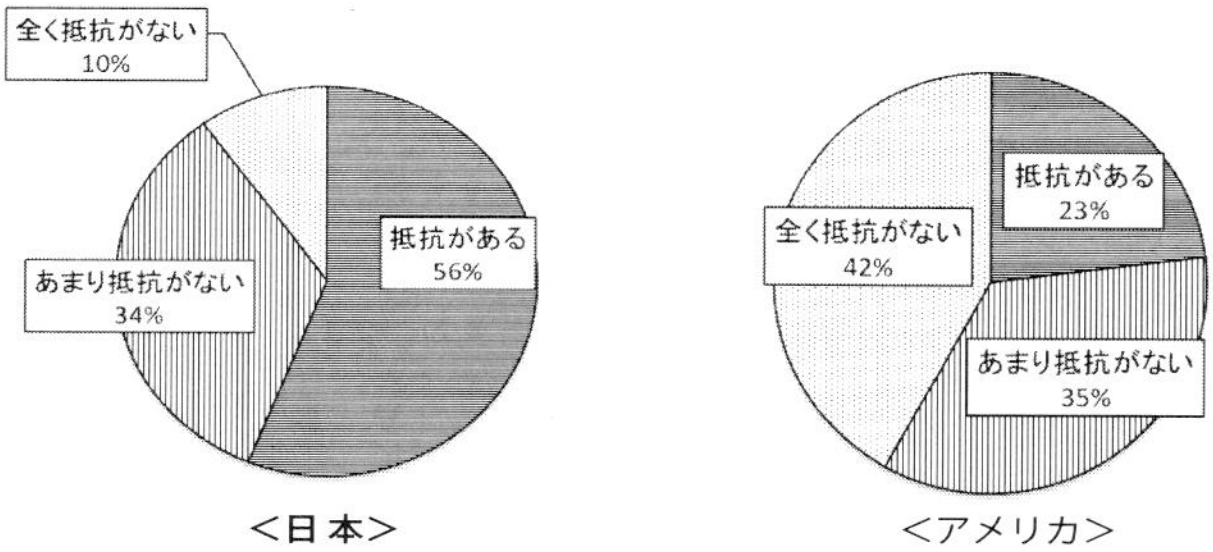

Q. 歯列矯正の治療を受けたことがありますか？

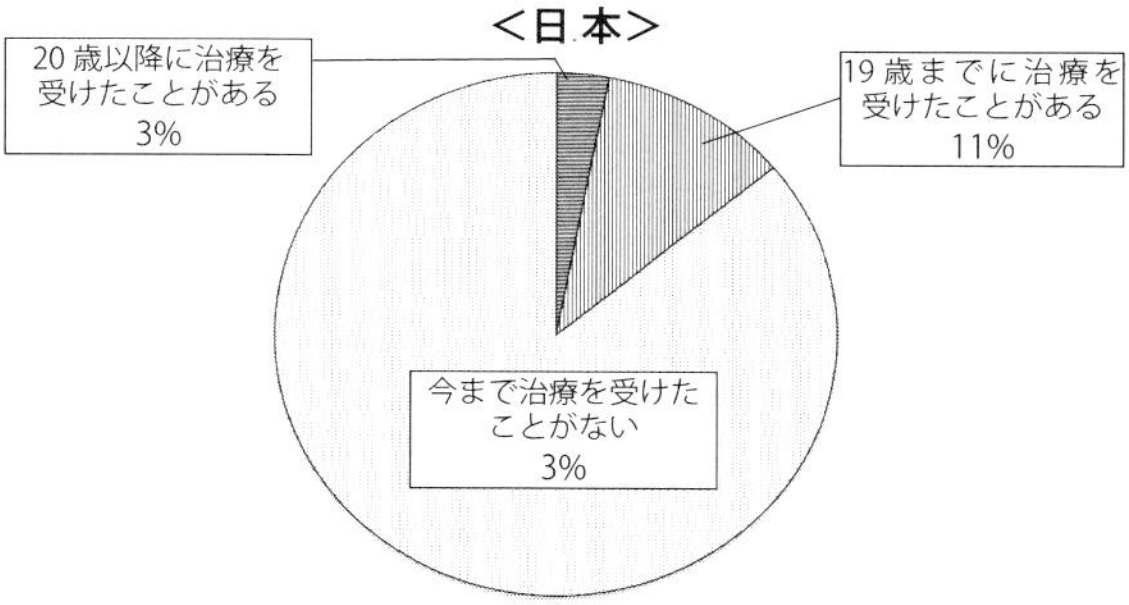

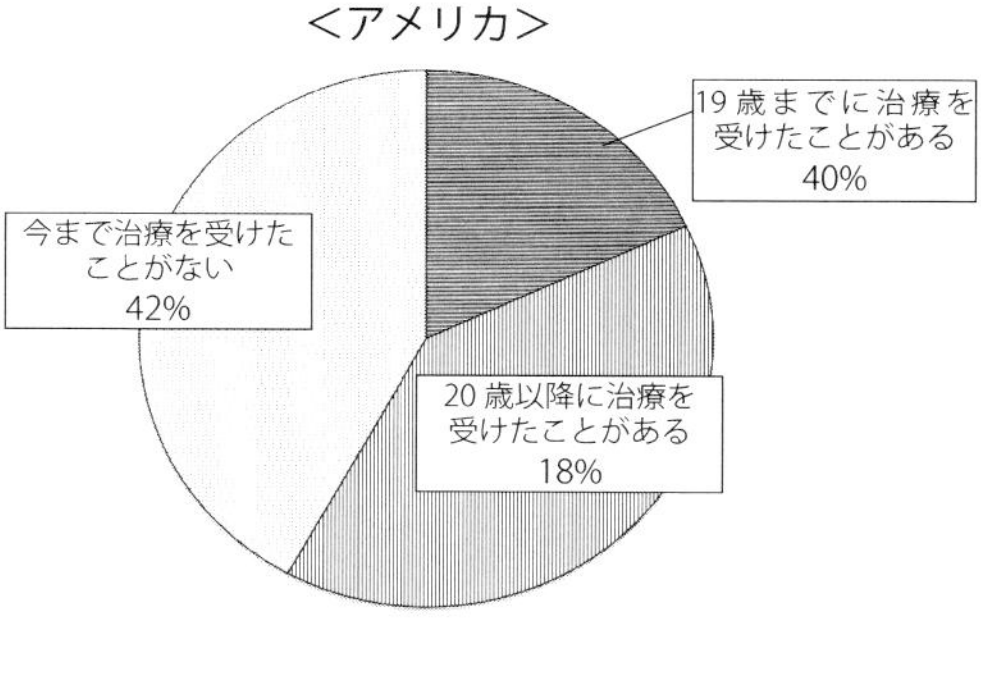

■アメリカ人が矯正治療に積極的なワケ

では、治療率の高いアメリカでは、どのようなイメージなのでしょうか。

同調査の「歯列矯正に対するイメージ」に対するアメリカ人の回答は、次のとおりです。

「正しい歯並びは全体的な健康において重要」

「面倒くさいが長期的に見るとムダなことではない」

「美的だけではなく、健康のためにたいへん重要である」

日本人とは違い、アメリカ人は健康面のメリットを重視し、矯正治療をポジティブに捉えています。

なぜこのような違いが生まれているのでしょうか。

その理由は、２つ考えられます。

ひとつは「歯のセルフケア」に対する意識の違いです。

健康保険制度が普及していないアメリカでは、病気にならないための予防医学が重視されています。つまり「虫歯にならないための対策」も同じように重要であるため、虫歯ができやすい悪い歯並びを放置せず、矯正治療を受けることが一般化しているのです。

さらに、アメリカ人は挨拶として日常的にキスやハグをしますから、口臭のもとになる虫歯や歯槽膿漏は、絶対に防がなければなりません。歯並びが悪い人は「矯正治療を受けられないほど貧しい」もしくは「教養がない」と見られて、社会から評価を下げられてしまいます。

もちろん、矯正治療にかかる費用はアメリカでも安くありません。しかし、ジュニアハイスクールに通い始める１２歳の子どものうち、４人に１人は矯正治療を受けています。たとえ生活に余裕がなくても、子どものために貯金をして矯正させることは、親として子どもの健康と将来を守る、当たり前の責任だからです。

その感覚は、日本人が自分の子どもに「体が丈夫に育つようにスポーツをさせる」「学校の勉強が遅れないように塾に通わせる」「趣味を持たせるために習い事をさせる」といった感覚と近いかもしれません。

子どもも、矯正治療を「立派な大人になるための通るべき道」と考え、喜んで治療を受けます。日本人のように矯正装置をつけることを恥ずかしがったり、隠そうとしたりせず、むしろ堂々と見せて「矯正治療を受けられる自分」「将来のために矯正治療を受けている自分」を誇っています。そのため矯正装置のワイヤーにはカラーバリエーションがあり、子どもは自分で好きな色を選んで、おしゃれ感覚で矯正装置をつけています。


もうひとつは、コミュニケーションにおいて「魅力的な笑顔」が重視されていることです。

さまざまな人種や宗教が混在しているアメリカでは、コミュニケーションは笑顔から始まります。笑顔は相手に「敵意がない」「友好的である」ことを伝える万国共通の表現だからです。

さらにその笑顔が魅力的なものであれば、相手との心の距離がぐっと近づき、

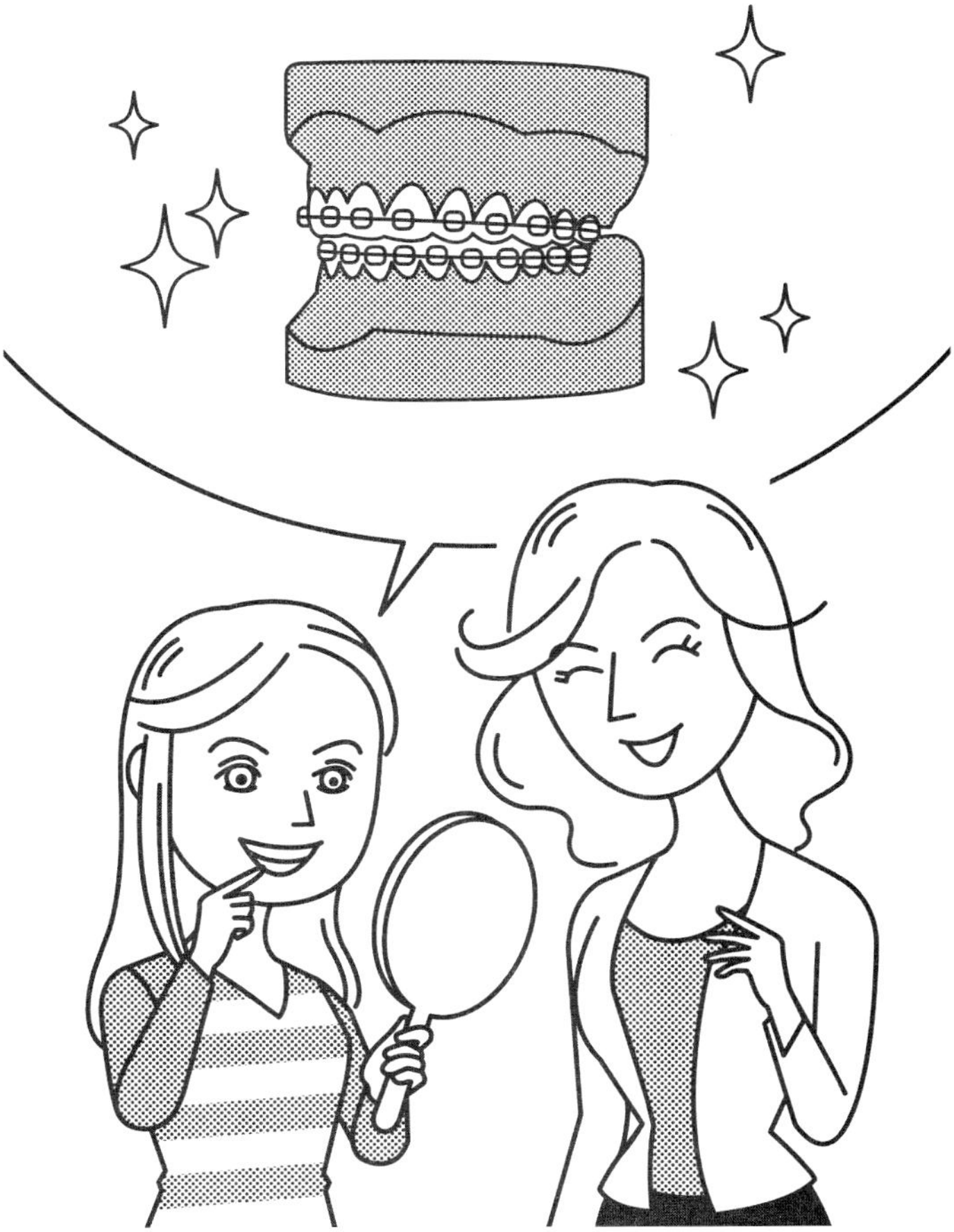

信頼を得るのも早くなります。ビジネスにおいてもプライベートにおいても、魅力的な笑顔は重要であり、強い武器になるのです。

「魅力的な笑顔」とは、単に顔立ちが整っていることではありません。欧米では、笑顔はその人が努力によって得た自信――たとえば体の頑丈さや、優れた身体能力、何かを成し遂げるために習得した知識やスキルなどによって、魅力的に輝くものであると考えられています。

そのため、自分の歯並びにコンプレックスを抱いたままでは、いつまでたっても魅力的な笑顔にはなれないのです。

■あなたも矯正治療が必要？　セルフチェック

先ほど述べた「芸能人は歯が命」というキャッチフレーズに表されるように、日本人は「歯並びの良さ」を「外見の良さ」と捉えがちです。だからこそ、歯並びが悪くてもそれを病気とは思わず、何かのキッカケがなければ積極的に治療しようとしません。

しかし、歯並びがガタガタということは、上下の歯が適切に噛み合っていない状態です。これを「不正咬合」といい、放置すると口の中だけではなく、体全体の健康にも悪影響を及ぼします。

まずは自分の歯並びが不正咬合に該当するかどうか、セルフチェックをしてみましょう。

□顔を正面から見たとき、顎が左右どちらかにずれていないか？

口を閉じたときに、下顎の先に梅干しのようなシワが寄っている。また、閉じた唇が左右対称になっていない場合、顎がずれています。

□顔を横から見たとき、上下の顎のいずれか片方が突き出ていないか？

成人の場合は、下唇がEライン（鼻先と下あごの先を結ぶ線）の線上、もしくは少し内側に来るのがベストです。この線より上唇または下唇が前に出ていると、出っ歯や受け口の可能性があります。

□上下の歯の正中線（上下2本の前歯を結ぶライン）が揃っているか？

「イーッ」と口を横に開いたとき、正中線が一直線になっており、上の前歯が下の前歯に2～3㎜程度かぶさっている状態が理想です。正中線が歪んでいたり、下の前歯が上の前歯にかぶっていたら、注意が必要です。

□犬歯（前から3番目の歯）より後ろの歯がしっかりと噛み合っているか？

犬歯のあたりでは、上顎の歯1本が、下顎の2本の歯の間に食い込んでいる状態で、上下しっかりと噛み合っているか確認しましょう。ずれていたり、隙間があったりしたときは、不正咬合の恐れがあります。

□口の開け閉めが不自然ではないか？

「意識しなければ口が開いてしまう」という人は、上下の歯がしっかりと噛み合っていない可能性があります。

□上下の歯並びがキレイなアーチ状になっているか？　デコボコしてないか？

□永久歯が（親知らずを除いて）２８本揃っているか？

□歯と歯の間から空気が漏れて「ハッキリ発音ができない」ことはないか？

□「笑った時ときに歯茎が見えてしまう」ことはないか？

□「前歯で食べ物を噛み切れない」ことはないか？

いかがでしたか？

1つでも当てはまるものがあれば、一度かかりつけの歯科医に相談をしてみてください。

■「子どもの矯正は早期治療が効果的」はウソ

私たちはこの本を通して、矯正に二の足を踏んでいる患者さんに、思い切って治療を受けていただきたいと願っています。

ただし、幼い子どもは別です。

さきほど、アメリカの矯正治療の事情をお伝えしましたが「そんなメリットがあるなら、子どものうちから治療を受けさせたほうがいい」とは、思わないでください。

現代日本では、以前にも増して歯並びが悪い子どもが増えています。私たちの医院でも、子どもの将来を心配した親からの相談が増えました。

私たちは、その子どもが10歳以下で、よほど重症な受け口（下顎が上顎よりも前に出ている状態）でなければ「まだ大丈夫です、様子を見ましょう」と返事をしています。

アメリカでも、子どもが矯正治療を受けているのは、乳歯から永久歯への生え変わりが終わるころ、少なくとも１０歳以降です。


実は、上顎の成長は頭蓋骨とともに早期に始まります。下顎の成長が始まる時期は上顎よりも遅いため、１０歳未満で上顎が下顎よりも前に出ている状態、つまり出っ歯になることは、珍しくありません（逆に、成長が遅いはずの下顎が上顎よりも発達していた場合は、将来的に重度の受け口になる可能性が高いため、治療が必要です）。


しかし、我が子の将来を心配する親の不安につけこんで、

「永久歯がすべて生え揃う前に治療を始めたほうが、効果がありますよ」

「他の病気と同じで、早期治療に取り組んだほうが、治療費も低く抑えられますよ」

と、メリットばかり口にして、早期治療を勧める歯科医がいます。

騙されてはいけません。

「矯正治療は早い時期ほど効果がある」という言葉に、科学的根拠はありません。

海外では、次のような実験結果が報告されています。

8歳から10歳の子ども174名を、矯正装置を装着する・装着しない2グループに分け、15カ月後にそれぞれの骨格を調べて、どのような効果があるのか確認しました。その結果、矯正装置を装着した子どものグループは、もともと出っ歯やその他の不正咬合があった場合、その症状がある程度は軽減されていましたが、肝心の骨格の成長に関しては、目立った差異はありませんでした。

この発表により**「子どもの不正咬合の治療において、早期治療は重要ではない」**と学会で認められたのです。

また**「早期に治療したほうが、治療費が抑えられる」というのも、間違いです。**

永久歯が揃うまで、子どもの歯はどんどん生え変わります。生え変わるということは、そのたびに矯正装置を作り直すということです。

装置ひとつの価格は高額ではありませんが、作り直しを頻繁に行えば当然コストがかさみますので、トータルの治療費が高くなって、治療期間も長くなります。治療期間が長引くと子どもの意欲が続かなくなるため、完治する前に治療を中断してしまったという話をよく耳にします。

アメリカに限らず、海外で１０歳未満の児童に矯正治療を行うケースは、ほとんどありません。子どもが矯正治療を開始するのは、早くても乳歯がすべて抜けて永久歯に生え変わるころ、１０歳くらいが国際標準です。

どうしても心配なときは、信頼できる歯科医に相談をしてください。

◎この章のまとめ

・日本人の多くは自分の歯並びに自信がなく、外国人からも「歯並びが悪い」印象を持たれている。

・社会で成功する条件として「歯並びの良さ」を重視しているにも関わらず、日本人は矯正治療に対してネガティブなイメージが強く、治療率が低い。
・矯正歯科の先進国であるアメリカでは、健康の維持と自信の獲得、そして社会的評価を得るために歯並びの改善は必須であり、子どもの頃から積極的に矯正治療を受けている。
・子どもの矯正は乳歯から永久歯への生え変わりが終わる１０歳以降に受けるべきであり、それよりも早期に治療を開始してもメリットがなく、トータルの治療費が高くなる。

第2章

見た目だけではない！
不正咬合の悪影響

■不正咬合は心身の健康にも影響がある

この世に全く同じ顔の人間がいないように、一人ひとりの歯並びも異なっています。

ただし歯学では、不正咬合を主に6種類に大別し、それぞれの原因やリスクについて明らかにしています。

「ちょっと歯並びが悪いかも……でも、大したことないか」

軽く考えて放置していると、口の中だけではなく、身体の他の部位へも悪影響を及ぼす可能性があります。「慢性的な肩コリや胃腸の不調などがあるが、原因が分からない」という人は、次の説明を読み、不正咬合がその原因ではないか確認してみましょう。

また、それぞれの不正咬合が実際に患者さんの心身にどのような影響を与え、治療によって何が改善されるのか、ぜひ6章の事例とあわせてチェックしてみてください。

■叢生（乱ぐい歯）事例 p.140~151

歯が重なってデコボコに生えている状態です。

顎のサイズに対して歯のサイズが大きい、または歯が並ぶためのスペースが十分ではないことが原因です。八重歯も叢生の一種です。

叢生になると、歯磨きの際、どうしても磨き残しが出てしまうため、虫歯や歯周病になりやすいというリスクがあります。さらに、咀嚼能力の低下、上下の顎の骨の成長不良、顎関節症、嚥下や発音がしにくくなる恐れもあります。

ひどい叢生で「デコボコの歯を人に見られたくない、恥ずかしい」と思うようになると、人前で口を開けてハッキリ喋ることや、思いっきり笑うことができなくなるため、他人とのコミュニケーションが楽しめず、自信を失ってしまう人もいます。

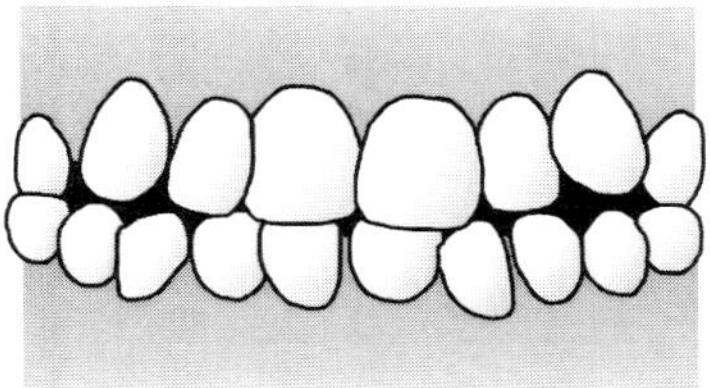

■上顎前突（出っ歯）事例 p.164~168

上の前歯が通常より前方に大きく出ている状態です。

下顎の骨が上顎よりも小さい、または後退しているときに起こります。その他にも、頬杖のクセや、唇を噛むクセが原因となることもあります。また、顎の骨の位置や大きさとは無関係に、前歯が前方に突き出ている状態のものもあります。

上顎前突は下の前歯との噛み合わせが悪いため、食べ物が前歯で噛み切れない、発音しにくいといった問題が発生します。さらに、口が閉じにくいために口内が乾燥しやすく、唾液が十分に働かなくなり、虫歯や歯周病になるリスクが高まります。

また、転倒などで口元をぶつけたときに歯が折れやすく、前歯の欠損を知られたくなくて、他人との関わりを避けるようになってしまう人もいます。

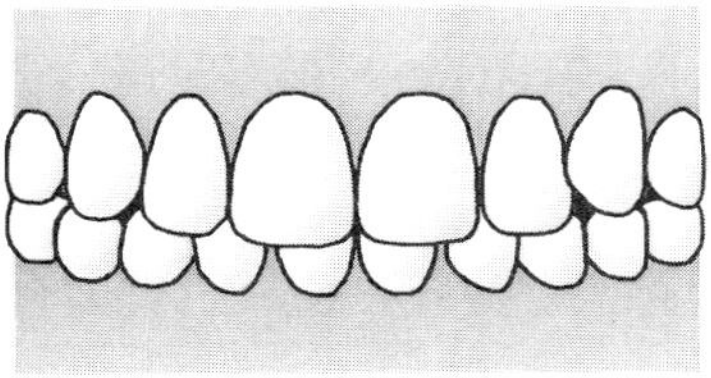

■下顎前突（受け口）事例 p.160～164

下顎の骨が上顎よりも過剰に大きくなり、上の前歯より下の前歯が前に出ている状態です。

遺伝の要素が大きいと言われていますが、子どもの頃の指しゃぶりや、舌で下の歯を押す癖なども原因として挙げられています。

上顎前突と同様、食べ物を上手く噛みきれない、口が閉じにくく歯周病になりやすい、発音しにくいなどの症状があります。とくに発音では、サ行とタ行が言いにくく、滑舌が悪くなります。さらに３０代を過ぎると、肩コリや頭痛などの症状が強く出ることもあります。

突出が大きいと見た目が「しゃくれている」状態になり、横顔のラインが崩れて、本人の意思とは関係なく攻撃的な印象を与えてしまうため、女性はコンプレックスになりがちです。

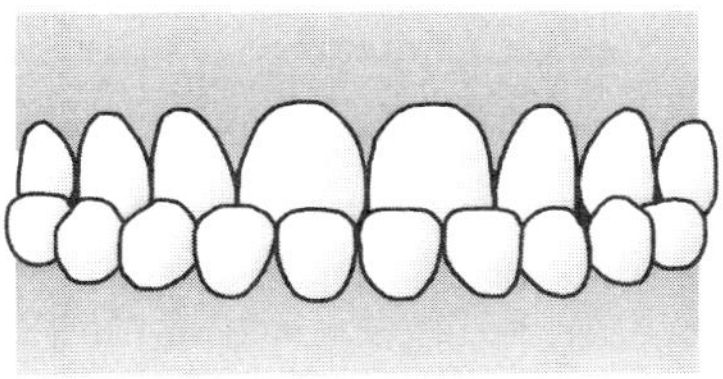

■空隙歯列（すきっ歯）

歯と歯の間に隙間が空いている状態です。

生まれつき永久歯の数が少なかったり、歯のサイズが小さい場合に起こります。空隙歯列になると、歯と歯の間に食べ物が挟まりやすくなります。そのため、虫歯になりやすい、歯肉が傷ついて歯周病になりやすいなどのリスクがあります。また、息漏れのためにサ行の発音が上手くできず、舌っ足らずなしゃべり方になってしまい、社会人になってから悩みが深刻化するケースもあります。

歯に隙間があると「貧乏くさい」「子どもっぽい」印象になるという外見上の問題もあり、人前で口を開けられない、喋るときや笑うときに手で口を隠すクセがつくなど、消極的な性格になってしまう傾向があります。

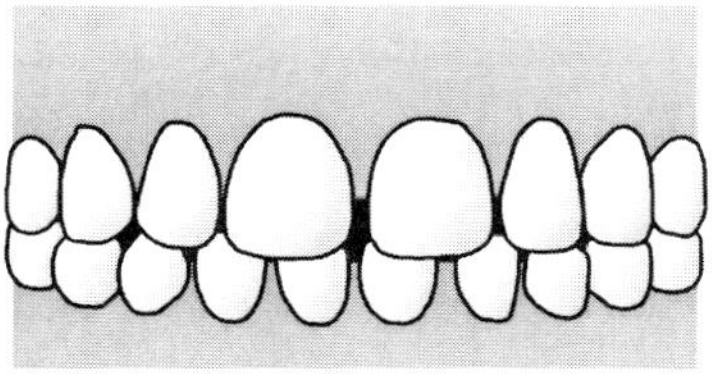

■過蓋咬合（ディープバイト）事例 p.152~155

上下の歯を噛み合わせたとき、通常よりも前歯が深く沈みこんだ状態です。早い時期に乳歯をなくした、虫歯を抜いて奥歯がないまま放置していた、といったことが原因で起こります。

食事のときに食べ物を噛みにくいのはもちろん、上顎がかぶさって下顎の動きが制限されるために顎関節症を引き起こしたり、かぶせものが壊れてしまったりする可能性もあります。

さらに、下の前歯が見えないくらい深い噛み合わせになると、下の前歯で上顎の歯茎を傷つけてしまい、炎症を起こすこともあります。

前歯が大きく見えてしまう、笑ったときに上顎の歯肉が見えてしまうなど外見上の悪影響もあり、人とのコミュニケーションを心から楽しめなくなったという人もいます。

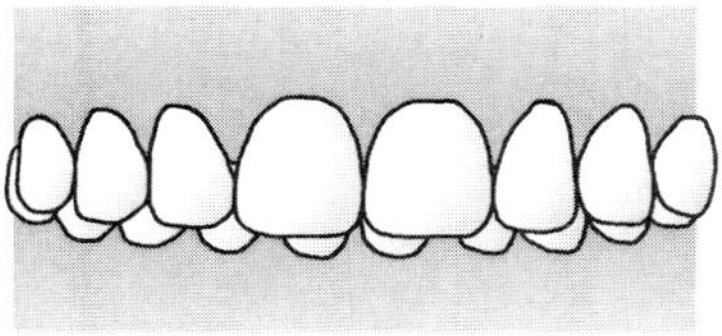

■開咬（オープンバイト）事例 p.156~159

歯を噛み合わせても前歯だけがまったく接触せず、上と下の歯の隙間が広く開いている状態です。

幼少期のおしゃぶりが長引いたり、頬杖のクセで顎の骨に負担をかけたり、口呼吸による唇や頬の筋肉のバランスの乱れなどが原因で起こります。

開咬になると食べ物をうまく噛み切れないため、消化不良や胃腸障害が起こったり、舌が正しい位置に収まらずに嚥下障害を引き起こす可能性があります。

また、唇が閉じにくい、口元が出っ張る、発音が悪くなるなどの症状が出ることもあります。

隙間が大きいほど、発音に悪影響が出ます。友人と会話しているときに「え？　いま何て言ったの？」と聞き返されることが多くなり、次第に無口になってしまうケースもあります。

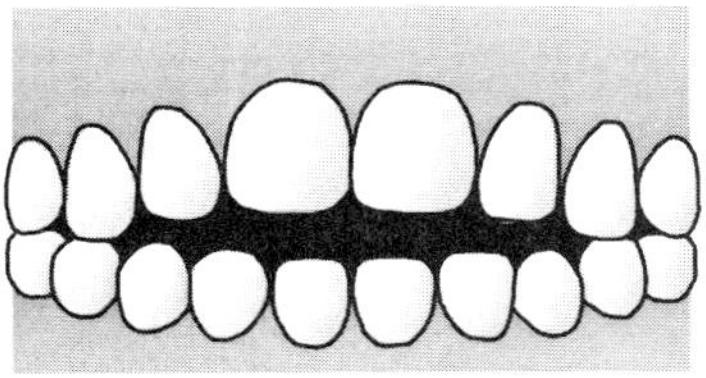

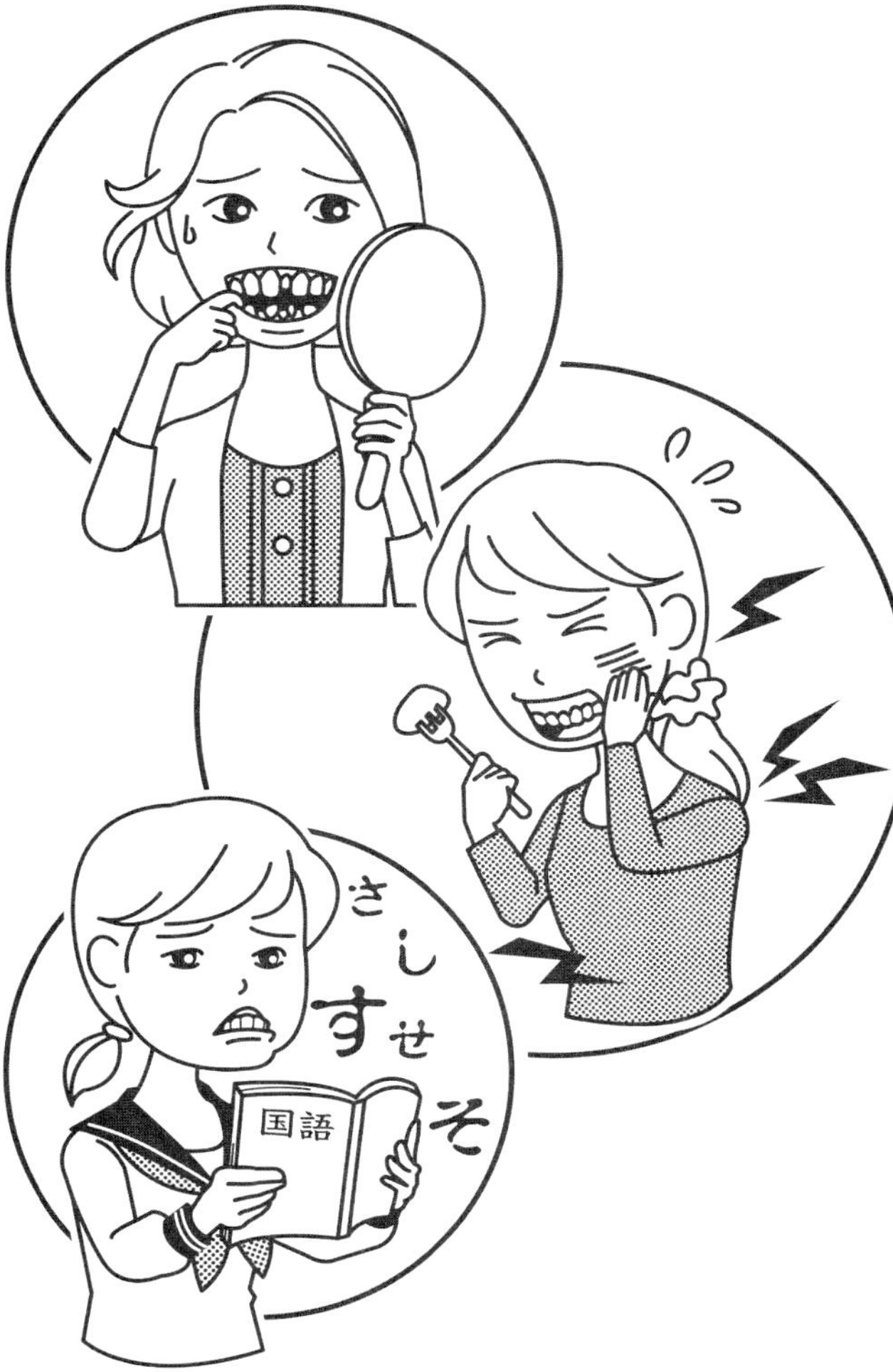
さ
し
す
せ
そ
国語

このように、不正咬合はいずれも外見に悪影響を及ぼすだけではなく、身体の健康を害し、精神に負担をかけ、社交性の低下にまで繋がる可能性があります。

- 虫歯や歯周病になりやすい。
- 口腔内の唾液の働き（虫歯や歯周病の防止）を妨げる。
- 噛んだときにかかる力のバランスが崩れ、一部の歯に大きな負担がかかり、歯が傷みやすくなる。
- 歯が粘膜や歯肉を傷つける可能性がある。
- 噛む回数が減り、食べ物の消化が悪くなり、胃腸に負担をかける。
- 胃腸の負担から、肩コリや頭痛を発症する。
- しっかり噛めず、柔らかいものを好むようになり、顎の発達が遅れる。
- 奥歯が噛み合わず顎関節に負担がかかり、顎関節症の原因となる。
- 顎関節症から首や肩コリ、頭痛など、全身の不調に繋がる。

アメリカをはじめ矯正治療が進んでいるヨーロッパなどの先進国では、不正咬合がこのような症状を引き起こすと一般的に認知されているため、歯並びの悪さは病気の一つと考えられているのです。

矯正治療は、健康の維持に不可欠です。そのため、欧米では「矯正治療を受けている人」とは「しっかり自己管理ができている人」「教養があり裕福な人」と認識されており、好印象に繋がります。

先進国の中で矯正治療に消極的なのは、日本だけなのです。

■差し歯は一生モノではない

「八重歯をどうにかしたいけれど、人工の歯に差し替えて治す方法があるんですよね？　数カ月で終わると聞いたし、わざわざ何年もかけて矯正治療を受けなくても、同じ結果を得られますよね？」

時折、このような質問をする患者さんがいます。

確かに、八重歯を削ったり抜いたりしてセラミックの人工歯をかぶせれば、見た目は改善されます。治療期間が2～4カ月と短く、費用も安く済み、人に気付かれずに治療できます。

しかし、それは審美治療であり、矯正治療とは根本から異なります。

治療直後はキレイな見た目になるかもしれませんが、天然の歯を大きく削り、硬い土台を入れるため、数年後に歯の根っこが割れてしまうリスクがあります。

何より、人工の歯は10年程度しか保証がありません。つまり10年後にはその歯が壊れてしまい、治療をやり直すことになるかもしれないのです。

たとえば20代の患者さんの場合、残りの人生は50～60年、もしくはそれ以上続きます。それほど長期間使用できる人工の歯は、ありません。何度も治療をやり直すことになれば、治療に費やすトータルの期間が延び、費用も高くついてしまいます。

また、現代の歯学では、できるだけ歯を抜いたり削ったりせずに、口腔内の良好な状態を保つことを重視しています。見た目を良くするためだけに、虫歯でもない歯を削ったり抜いたりすることは歓迎されません。

実際、世界中の歯科クリニックから仕事を受注している技工所のスタッフから「八重歯を削って差し歯にする治療をしているのは、中国や南米などの発展途上国と日本だけ。他の先進国では行っていない」と、言われたことがあります。

一生使えるのは、自分の歯のみです。いかに残すかが、大事なのです。

■歯並びが良くなると、人生もポジティブに

それでは、実際に矯正治療を受けた１４％の日本人たちは、どのような経緯で決断したのでしょうか。

アライン・テクノロジー・ジャパン社が２０１６年に実施した『成人後の歯列矯正』に関する意識調査（矯正治療の経験がある２０〜４０代の女性４００人を対象としたアンケート）の結果から、次のようなことが分かりました。

◎成人後に矯正治療を受けた人のうち、約半数が１０代から自分の歯並びを気にしていた。
◎社会に出てから自分の歯並びに対する意識が変わった人が、３割以上存在する。
◎矯正治療に興味を持つキッカケで最も多いのは、自分の歯並びにコンプレックスを感じたこと。
◎矯正治療の決断に、身近な専門家や家族のアドバイスが大きく影響している。
◎成人まで治療を受けなかった理由は、経済的な問題。
◎矯正治療後は「自信がついた」「性格が明るくなった」「積極的になった」等ポジティブな変化がみられる。

それでは、詳しく見ていきましょう。

Q. 成人する前から歯列矯正に興味がありましたか？

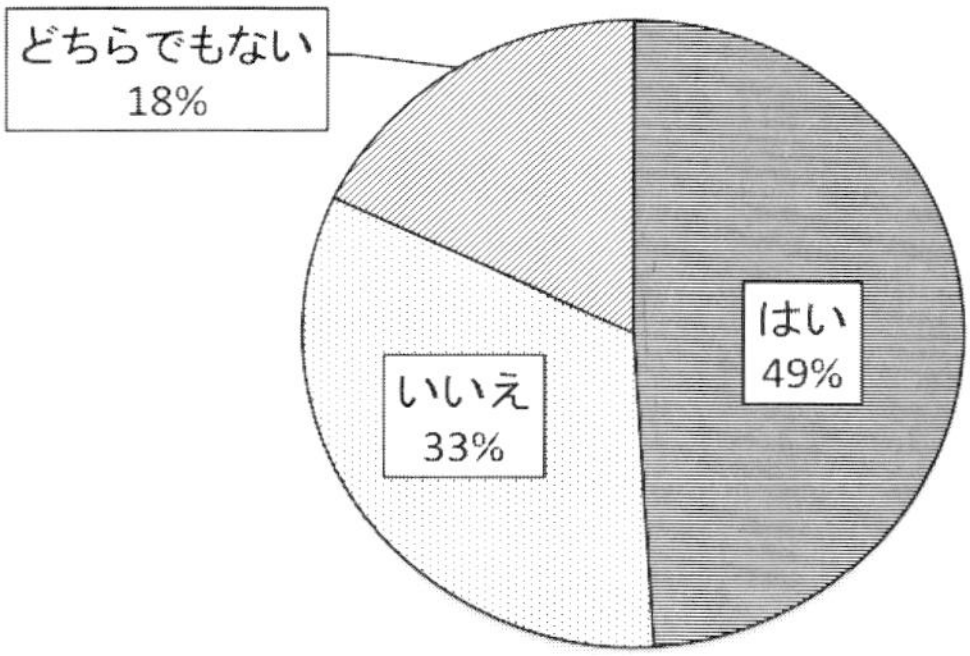

Q. 成人してから歯列矯正に踏み切ったきっかけについて

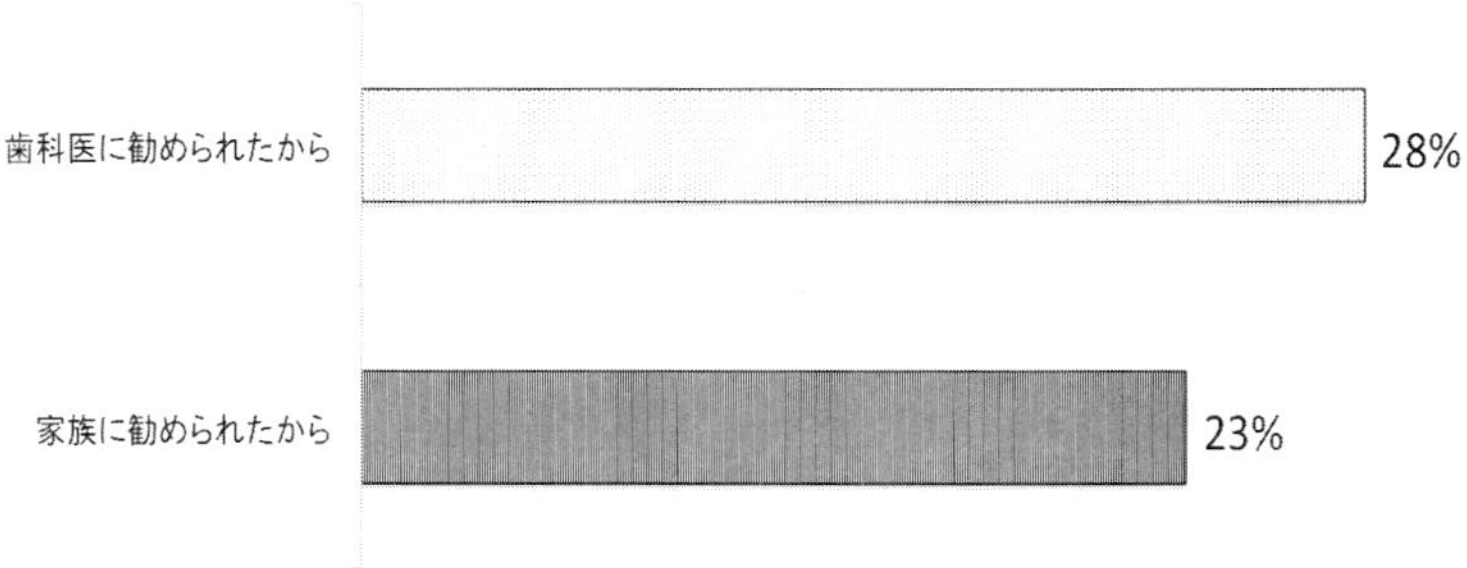

「成人後の歯列矯正」に関する意識調査 より
（アライン・テクノロジー・ジャパン株式会社　2016 年 3 月～ 4 月実施）

・成人後に矯正治療を受けた約半数は、１０代で自分の歯並びを気にしていた

・社会に出てから自分の歯並びへの意識変化が起こった人も存在する

「成人する前から歯列矯正に興味がありましたか？」という質問に対する回答は、はい４９％、いいえ３３％、どちらでもない１８％でした。

この数字から、実際に矯正治療を受けた成人女性の約半数が「１０代から自分の歯並びを気にしていた」、そして3割以上が「成人後に興味を持った」ということが分かります。後者の人たちは、社会に出ることで自分の歯並びに対する意識の変化が起こったと推察できます。

・自分の歯並びに対するコンプレックスが、矯正治療への興味に繋がった

歯列矯正に興味を持ったキッカケは「自分で鏡を見て歯並びにコンプレックスを感じたから」という回答が最も多く、次いで「歯科医に勧められたから」「家族に歯並びについて指摘されたから」という第三者からの影響があります。

ただし、その他にも「美しい外見になりたいと思ったから」「歯並びのキレイな友人・知人を見て羨ましく感じたから」といった回答もありました。

自分の歯並びに対するコンプレックスや、キレイな歯並びへの憧れなど、他者からの指摘よりも、自分の気持ちの変化によって矯正治療に興味を持つ傾向があるように思われます。

・身近な専門家や家族からのアドバイスが矯正治療を決断させた

治療の決断をした経緯は「歯科医に勧められたから」２８％、「家族に勧められたから」２３％であり、身近な専門家や家族のアドバイスが半数以上を占めています。

気持ちの変化から矯正治療に興味を持っても、実際に治療に踏み切るには、他者からの後押しが必要な場合が多いようです。

その他には「資金に余裕ができたから」という経済的問題の解決や「子どもが矯正するので一緒に始めることになった」というケースもあります。

・成人まで治療を受けなかった理由は、経済的な問題

どうして成人するまで矯正治療を受けなかったのでしょうか？

その理由として最も多いのは「費用面で治療が難しかった」です。

歯並びが気になっても、10代のうちは自分で治療費を用意できませんし、家庭環境によっては親に頼むことも躊躇われるでしょう。就職して給料を貰えるようになり、コツコツ貯めて、ようやく治療を受けられるようになった——その結果、理想通りの歯並びを手に入れられたら、その喜びはとても大きなものになるはずです。

それ以外は「治療中の見た目が気になった」「治療する必要性を感じなかった」「治療中の痛みが気になった」と続いており、矯正治療に対するネガティブなイメージに二の足を踏んでいたことが分かります。おそらく、歯科医や家族に勧められ、または歯並びがキレイな友人や知人が羨ましくなり、決心したということでしょう。

・矯正治療後は「自信がついた」「性格が明るくなった」「積極的になった」

治療による心理的な変化については「自信がついた」という回答が最も多く、「性格が明るくなった」「積極的になった」「自尊心がついた」が続きました。また「歯並びを気にせず笑えるようになった」「安心して人と喋れるようになった」などもあり、ポジティブな変化が表れています。

さらに、矯正治療は「結婚」にも影響を及ぼしているようです。

矯正治療を受けた５１％の女性が結婚に対して「良い効果を及ぼした」「どちらかと言えば良い効果を及ぼした」と回答しています。その理由は「口元が自然に閉まるようになり、見た目が良くなった」「出っ歯が治って美人になった」「人と話すことが前より気楽になった」というものです。

自信がつき、明るくなり、魅力的になる。

そして、人生をプラスの方向に大きく変えていく。

「歯並びを治す」矯正治療は、そんな可能性を秘めているのです。

■髪の毛よりも歯が大事⁉

もう一つ、興味深い調査があります。２０１７年３月に、６０代以上の男女４００名に対して実施したアンケート調査です。

自分の体について「変化して欲しくなかったこと」「失って後悔していること」という質問に対し、上位３位は次の通りになりました。

「歯」６1・3％
「髪の毛」６0％
「体型」４3・3％

外見イメージに大きな影響を与える髪の毛や体型よりも、歯を失ったことを、多くの高齢者が後悔しています。

また、歯を選択した理由については、次のような回答が多く寄せられました。

「歯を失って食べ物が美味しくなくなったから」

「滑舌が悪くなったから」

「歯茎にものが挟まるようになったから」

「手入れ不足で総入れ歯になってしまったから」

「固いものが食べにくくなったから」

そして「化粧に色々手をかけるより、歯に気を使えば良かった」と、後悔しているのです。

さらに「印象を左右するパーツ」に対する質問では、
第１位「体型」
第２位「髪の毛」
第３位「歯」
年齢が出やすい「肌」「目元」「手」などのパーツよりも、歯の状態が、見た目の印象に大きく影響を与えていることがわかります。
歯を大事にしなければ、将来、必ず後悔することになるのです。

日本では、矯正治療といえば子どもがするものというイメージがあり「大人になってから矯正のワイヤーをつけるのは恥ずかしい」という感覚があります。そのため、一般成人にとってあまり身近なものではなく、自分の歯並びが気になっても、矯正治療に踏み切れない人が多いようです。

しかし歯並びにコンプレックスを抱えたままでは、自分の笑顔に自信が持てず、楽しい時に思いっきり笑えません。写真を撮るときや、人と会っているとき、歯を見せて満面の笑みを浮かべるのと、口を閉じて大人しく微笑むのとでは、自分の気持ちも、相手からの印象も、大きく変わってしまいます。

楽しい時におもいっきり笑い、魅力的な笑顔で周りの人々を元気にする。
自分がそんな存在になれたら、素敵だと思いませんか。

◎この章のまとめ

・不正咬合には、叢生、上顎前突、下顎前突、空隙歯列、過蓋咬合、開咬の６種類があり、いずれも健康や精神状態に悪影響を及ぼす可能性がある。

・成人後に矯正治療を受けた患者には「１０代から歯並びを気にしていた」「身近な人間に治療を勧められて決断した」人が多く、治療後はコンプレックスから解放されて自信がつき、ポジティブな変化が表れている。

・八重歯を削ったり抜いたりして、人工の差し歯にする方法もある。見た目は改善されるが、人工の歯は何十年も保つものではなく、何回も治療をやり直すことになる可能性があるため、一生使える「自分の歯」をいかに残すかが大事である。

第３章

矯正歯科で歯を抜くべき？

■なぜ矯正治療に悪いイメージがあるのか

第1章で、日本人は矯正治療を受けることに抵抗を感じていることがわかりました。

その理由は、３つ考えられます。

アンケートの回答にもあった「矯正装置をつけるのが嫌」ということ。

その装置をつけていなければいけない「治療期間が長い」ことや「定期的な通院が必要」であること。

そして「健康な歯を抜かなければならない」と言われる可能性があることです。

①矯正装置に対する抵抗感

アンケートで、矯正装置に対するイメージに「笑ったときに見える」「面倒」などの回答があることから、日本人は矯正治療といえばワイヤー矯正をイメージしていることがわかります。

矯正治療の方法は、ワイヤー矯正だけではなく、矯正装置が目立たないように歯の裏側につける「舌側矯正」や、プラスチック製の床と針金を使った「床矯正」、そして、透明なプラスチック製のマウスピースを使用する「マウスピース矯正」があります。

しかし日本における症例数はワイヤー矯正が最も多く、マウスピース矯正は違和感が強い、あまり効果がないなど、ネガティブなイメージしかありません。

②治療期間が長い

患者さんの状態によって異なりますが、キレイな歯並びに仕上がるまで、だいたい2～3年はかかります。なぜなら、歯は1カ月に1㎜程度しか動かすことができないからです。

歯が動く仕組みについて、簡単に説明しましょう。

歯は、顎の骨から直接生えているわけではありません。顎の骨と歯の間には、歯根膜という組織があります。

たとえば左から右に歯を動かそうとするときは、歯の左側から一定の力(100g程度)を持続的に加えます。

すると、歯の右側の歯根膜は圧迫されて血行が悪くなり、左側の歯根膜は引っ張られた状態になってしまいます。

これを改善するため、右側の歯槽骨はゆっくりと溶かされて、新たな歯根膜が生成されます。同時に、左の歯根膜は徐々に歯槽骨を生成していき、引っ張られていた状態を緩和していきます。

このような働きを活用して、歯を少しずつ移動させていくのが矯正治療です。

治療中に痛みがでるのは、進行方向の骨を溶かすときに分泌される炎症物質の中に、痛みを引き起こす物質も含まれているためです。

歯の動かし方も、前後や平行に移動させるだけではなく、

・外側や内側に倒れている歯を、まっすぐに立たせる。

・斜めに生えている歯を回転させて、顎の曲線と平行になるようにする。

・八重歯のように、本来生えてくるべき位置からズレて生えている歯を、他の

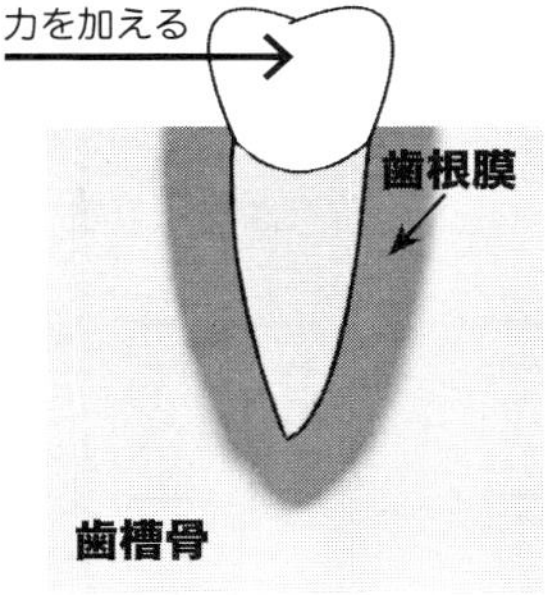

①歯を動かしたい方向に、持続的に力を加える。

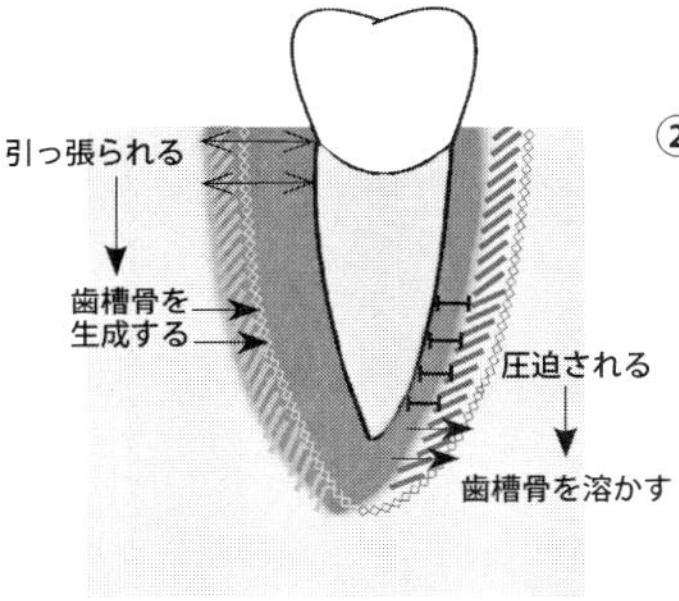

②進行方向の歯根膜が圧迫され、歯槽骨を溶かし始める。

反対側は歯根膜が引っ張られ、歯槽骨が新たに生成される。

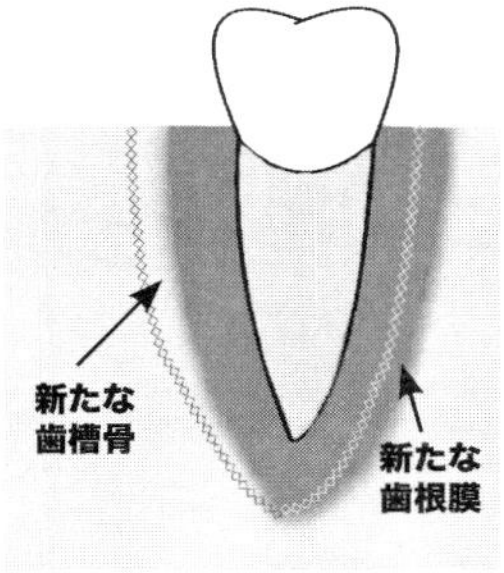

③歯が移動したぶん、
進行方向側には新たな歯根膜が、
反対側には新たな歯槽骨が、
それぞれ生成される。

これを繰り返して、歯を少しずつ移動させていく。

歯のラインと同じ位置になるよう上下に動かすなど、さまざまです。

どの歯に、どれくらいの力を、どの角度でかけて、どれくらい移動させるか。歯科医は「この患者さんの歯並びを、最終的にこのような形にする」というゴールを定め、専門知識をベースに綿密に計算し、計画を立てたうえで、治療を開始します。

当然、患者さんによって、歯の動きやすさ、歯槽骨の状態などは異なります。教科書通りにならない部分は、歯科医自身の経験で補うしかありません。歯科医によって治療方法や必要期間、治療結果に差が出るのは、そのためです。

③定期的な通院が必要

私たちの歯は日常的にさまざまな力が加えられているため、必ずしも歯科医の計画通りには動きません。そのため従来の矯正治療では、1カ月に1回は状態を確認し、微調整をしながら治療を進めていきます。

計画通りに歯が動かなかった場合は、計画の見直しが必要となります。その際は「何が原因か」を分析し「どのように対処すべきか」判断を下さなければなりません。

このリカバリー技術も、矯正治療の経験によって培われるものです。未熟な歯科医はリカバリーに時間がかかってしまうため、治療期間が伸びてしまいます。

さらに治療期間が２〜３年と長期になると、患者さんの職業によっては、転勤などによって通院できなくなる可能性があります。治療期間中に転院する場合は、歯科医が引き継ぎのための診断書を作成してくれますが、歯科医が持つ矯正治療の知識と技術は異なるため、新しい主治医が同じ考えで治療してくれるとは限りません。すると、治療計画の見直しなどが生じて、治療期間がさらに長くなってしまう可能性があります。

④健康な歯を抜かなければならない？

ある歯科医からは、

「矯正する場合は、歯を抜かなければいけません。歯を抜かなければ、キレイな

歯並びになるための必要なスペースが作れず、前歯が前に出てしまって、ゴリラみたいな口になりますよ」

と言われたのに、別の歯科医からは

「歯を抜かずに矯正できますよ。歯を抜くと、歯並びがキレイになっても奥歯の噛み合わせが悪くなったりして、顎関節症になる危険があるので、抜かないほうがいいのです」

と言われ、どちらが正しいのか分からず困惑してしまった――そんな患者さんが、たくさんいます。

「歯科医によって言うことが違う」理由は、歯を抜いて治療すべきか、抜かずに治療すべきか、歯科医は自分の経験をもとに判断しているためです。そのため、一概に「どちらかが正しい」とは言えません。

しかし患者さんは「ゴリラのような口元」になるのも「顎関節症」になるのも、嫌に決まっています。

そもそも、なぜ「歯を抜いて治療する」「歯を抜かずに治療する」という、ふ

健康な歯を抜かなければならない？

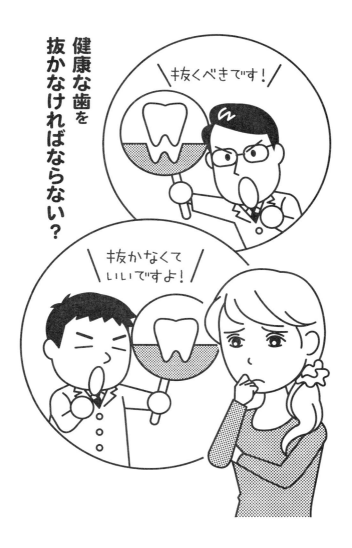

たつの方法があるのでしょうか。

■現代矯正歯科の始まりは非抜歯だった

矯正治療に関する本の中には、

「歯を一本も抜かずに矯正治療ができますと言う歯科医は、信用するな」

「健康な歯をむやみやたらに抜く歯科医は、信用するな」

と、あたかも歯科医が「抜歯派」と「非抜歯派」で分かれているかのように書いているものがあります。


確かに、昔はそのような論争がありました。

20世紀はじめごろ、現代矯正歯科学の父といわれている、アメリカのエドワード・アングル博士は
「人は、神から32本の歯を与えられている。この全てを使って理想的な咬合状態を完成させることにより、最高の歯並びと顔の審美性を得られる」

と唱えて、患者さんのすべての歯を保存する前提で、不正咬合の治療を行うことを推奨しました。

つまり、**現代矯正歯科のはじまりは、非抜歯だったのです。**

しかし、アングル博士の弟子であったツイード博士は、これに納得しませんでした。

当時の非抜歯による治療では、顎の骨や前歯が前方に出てしまうケースがありました。せっかく歯並びをキレイにしても、口が突き出るような顔貌になることに、不満を抱いていたのです。

そこで、非抜歯で治療をした１００人の患者さんに対して、第一小臼歯（前から４番目の歯）を抜歯し、歯を並べるスペースを確保した上で、再治療を行いました。

すると口元の突出が改善され、患者さんも喜びました。

この結果に満足したツイード博士は、さらに研究を進め「**矯正治療によって不正咬合を改善し、歯並びを美しくし、かつ顔貌への悪影響を回避するためには、**

抜歯も止むを得ない」として、患者さんの顎の長さと歯の大きさから「抜歯治療が必要な基準」を定めたのです。

■未だに抜歯治療が主流の日本

これにより、20世紀の中期から後期にかけて、世界的に矯正歯科は『抜歯治療』が主流になりました。日本も1960年代にこの抜歯治療を導入して、歯科大学のカリキュラムに取り入れました。今も歯科大学では、矯正治療の授業で「抜歯治療が必要な基準」を教えています。

しかし1990年代ごろから、世界では再び非抜歯による矯正治療の研究が進み始めました。

「健康な歯を可能な限り保存して治療する」方向へと舵を切ったのです。

現在も新しい研究結果や治療方法がどんどん発表され、世界中の歯科医がそれらを導入して、症例数を増やしています。日本にも、そうした新しい考え方や方法を取り入れているクリニックが存在します。

ただし、歯科大学で新しい方法を導入している大学は、ごく一部です。

つまり、**日本において「最先端の非抜歯による矯正治療方法」は、大学で学ぶものではなく、卒業後に勤務先のクリニックで学んだり、自ら講習会に通って知識と技術を学ぶことによって身につけていくものなのです。**

それは、勤務先の院長が非抜歯治療を推奨しているか否か、日々の治療で非抜歯治療について考えるキッカケや環境があるかどうか、新しい技術を学ぶための条件が整っているかどうかなど、その歯科医が置かれている環境に大きく左右されます。

「歯並びを改善させるためには、抜歯は止むを得ない」と考える歯科医と、「健康な歯を抜かずに治療する」と考える歯科医がいるのは、このためです。

■抜歯治療と非抜歯治療の違い

では、抜歯と非抜歯では、治療方法がどのように違うのでしょうか。

たとえば、矯正治療で最も多い症例は、前歯がガタガタになっている「叢生」です。叢生の患者さんに対し、抜歯を伴う矯正治療では、最初に第一小臼歯（前から4番目の歯）を上下左右1本ずつ、合計4本抜いて、歯を並べかえるために必要なスペースを確保します。

「ガタガタになっているのは前歯なのに、どうして関係ない歯を、しかも4本も抜く必要があるのか？」

それは、歯は「左右対称」かつ「上下の噛み合わせが一致する」状態が理想だからです。

左右または上下のどちらかだけを抜くと、左右対称でなくなったり、噛み合わせが悪くなってしまいます。もちろん患者さんの歯並びの状態によりますが、抜歯治療は4本の小臼歯を抜く方法が一般的です。

抜歯治療と非抜歯治療の違い

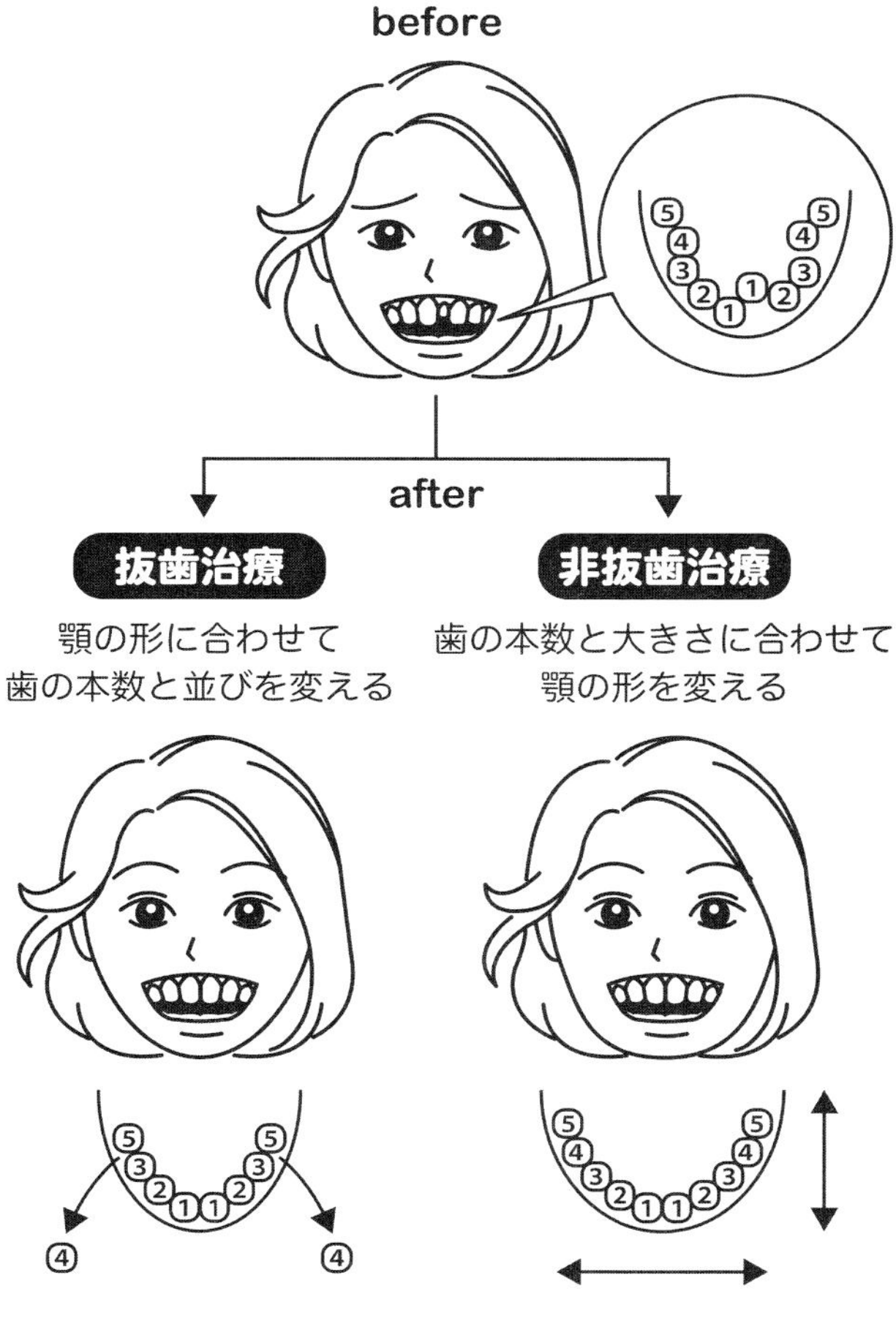

小臼歯を抜いた後、第二小臼歯（空いたスペースの後ろにある歯）は支えを失って前方に、犬歯（前にある歯）は後方に倒れてしまうため、まずは第二小臼歯が倒れないように固定しつつ、犬歯を平行移動で少しずつ後方に移動させます。犬歯が無事に後方に移動したら、前歯4本（左右2本ずつ）がキレイに並ぶように、後方に移動させたり、回転させたりします。

いっぽう非抜歯治療は、奥歯の大臼歯をさらに奥へと移動させて、歯を動かすためのスペースを確保します。

そのあと、大臼歯以外のすべての歯を少しずつ動かして、全体的にキレイな歯並びをつくります。

たとえばV字型の顎ではキレイに並ぶことができずにガタガタになってしまった歯でも、U字型の顎なら無理なく整然と並ぶことができます。

ただし、顎の形を変えることで口元が突出したり、輪郭が大きく変わったりしてしまっては、歯並びがキレイになっても、患者さんは納得しません。そのため、奥歯を移動させてスペースを作ることで、その変化を最小限に抑えるのです。

非抜歯治療は、患者さんの天然の歯を保存するために、外見に影響を与えてしまうケースもあります。矯正をした結果、どのような歯並びや顔貌になるか、しっかりと患者さんに説明し、了承を得た上で治療開始となります。

■世界標準はなるべく歯を抜かない

かつて抜歯治療が盛んになった理由のひとつに「大臼歯を奥のほうに移動させることはできない」という考えがありました。抜歯しなければ歯を動かすためのスペースを確保できず、歯並びが正常になっても顎が大きくなってしまうため、患者さんは抜歯治療に同意していたのです。

現在は大臼歯の移動が可能であることが分かり、世界的に非抜歯治療が推奨されています。にもかかわらず、日本では未だに抜歯治療が多く行われています。

それは、非抜歯治療の研究成果が、主に欧米のものだからです。

欧米人とアジア人では、顎の骨格が異なります。欧米人の顎は奥行きが広く、アジア人の顎は奥行きが狭い形をしています。奥行きが狭いと、大臼歯を奥に移動させてスペースを確保することは困難です。そのため「アジア人は非抜歯治療に不向きである」と考えられているのです。

実はその考えすら、すでに〝過去の間違った認識〟となっています。さらなる臨床研究から「３㎜程度の大臼歯の後方移動が可能である」ことが明らかになっています。

矯正歯科はいま、めまぐるしいスピードで進化しているのです。

これは治療技術の進歩だけではなく、矯正治療に対する考え方の転換でもあります。

「顎の形に合わせて、歯の本数と並び方を変える」抜歯治療から、
「歯の本数と大きさに合わせて、顎の形を変える」非抜歯治療へ。

可能な限り抜歯せずに治す——それが矯正歯科のグローバル・スタンダードな

のです。

■すべての歯に役割がある

抜歯矯正が世界的に主流になっていた時代であっても、あくまでそれは「治療のために仕方なく」抜歯していたのであって、歯科医も患者さんも「もし、歯を抜かずに治せる方法があるなら、そっちのほうがいい」と思っていたはずです。なぜなら、当たり前のことですが、永久歯を抜いてしまったら二度と生えてこないからです。

人間の歯は親知らずを除くと上下１４本、合計２８本あり、切歯、犬歯、臼歯などの名称からもわかるように「食べ物を噛み切る」「すり潰す」など、それぞれに役割があります。

私たちの口の中に、不要な歯など１本もないのです。

そのため、歯が１本でも失われてしまうとバランスが崩れて、噛み合わせが悪くなり、噛む力が低下してしまいます。

噛み合わせが悪くなると、肩コリや頭痛、顎関節症など、身体の不調を引き起こす可能性があります。

噛む力が低下すると、食事のときに噛む回数が減り、消化を促進する唾液の分泌量が少なくなるため、消化・吸収が悪くなってしまいます。

人間が健康でいるためには、すべての歯がキレイに並び、正常に噛み合っている状態を維持することが重要なのです。

■高齢になっても20本以上の歯を残す

予防歯科の先進国であるスウェーデンでは、国民は全員、20歳まで無料で歯科治療を受けることができます。もちろん、矯正治療も無料です。国策として歯の保護を行っているため、80歳のスウェーデン人の平均残存歯数は、25本もあります。

２０本以上の歯を有する者の割合の年次推移

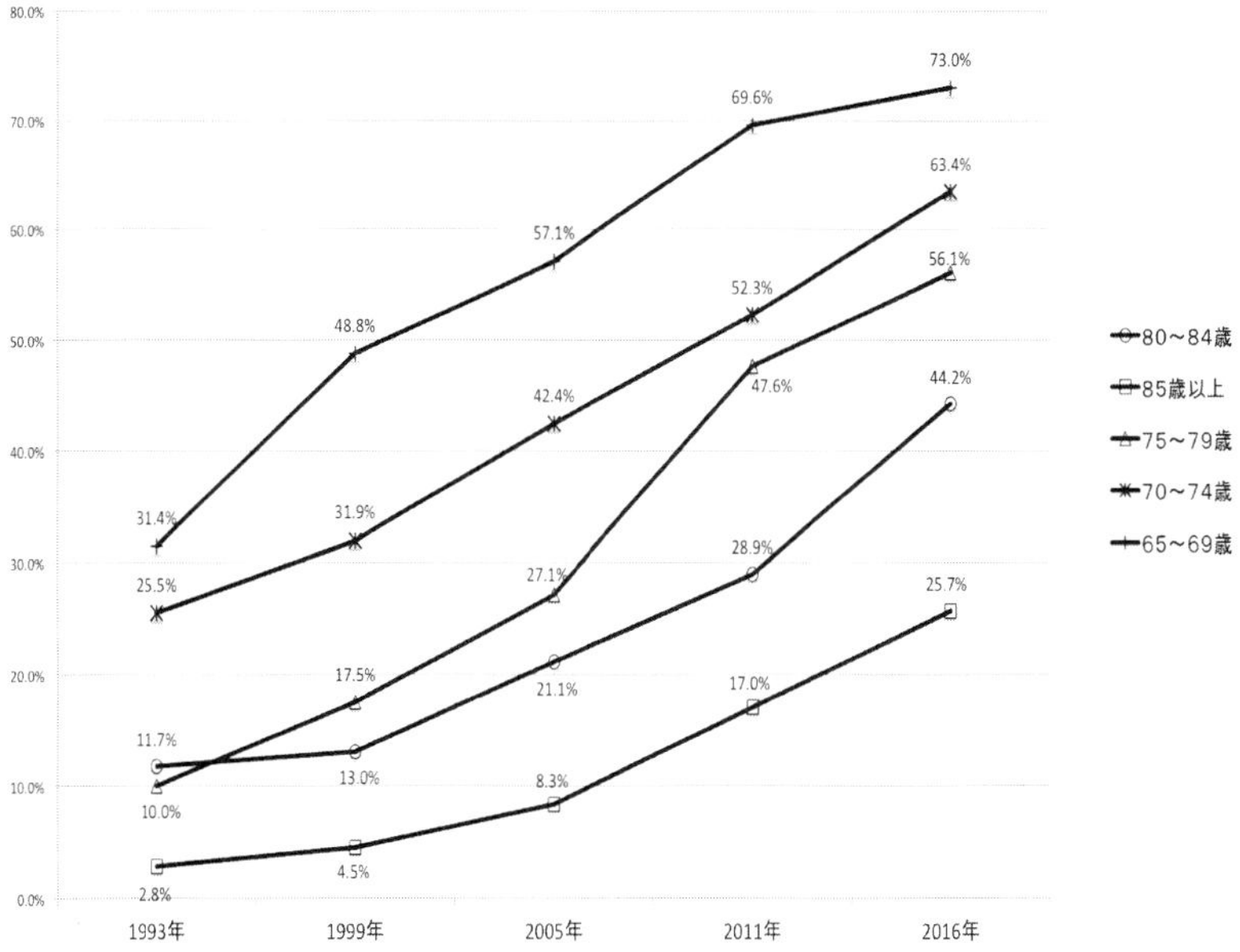

残存歯がある人の割合は、どの年齢階級においても年々増加傾向にある。
2016 年における「8020 運動」達成者の割合は、
75 歳以上 85 歳未満の達成者の割合から、５１．２％と推計される。

「平 28 年　歯科疾患実態調査結果の概要」より
（平成 29 年６月　厚生労働省プレスリリース）

日本でも、1989年から「8020運動（80歳で自分の歯が20本以上残っていることを目指す運動）」が始まっています。開始当初は達成率8％、残存歯数4・5本でしたが、2016年には達成率51・2％まで伸び、残存歯数も80〜84歳で15・3本、85歳以上でも10・7本に増加しました。スウェーデンには遠く及びませんが、今後、残存歯数を増やすために、矯正治療で非抜歯治療が奨励されるようになるでしょう。

もちろん、すべての患者さんに対して非抜歯で治療できるわけではありません。歯の大きさや本数、顎の状態などから、どうしても抜歯しなければ治せないケースも存在します。そのような場合は、患者さんに抜歯の必要性を丁寧に説明し、承諾を得て、抜歯治療を行います。

患者さんが歯を抜かないでほしいと希望し、歯科医も非抜歯で治療したいからと、無理な計画で矯正した結果、治療前よりもひどい状態になってしまったという事例もあります。

大事なことは「抜歯せずにキレイな歯並びをつくること」ではなく、患者さんの歯と全身の健康を守るために「すべての歯がバランスよく噛み合う状態をつくること」であり、それを実現するために「抜歯が必要」か「抜歯しなくても治療可能」かを、しっかり判断することなのです。

そして、こうした考え方を背景に、いま先進国で最も注目されている最先端の矯正治療法が、アメリカで生まれたマウスピース矯正「インビザライン」なのです。

◎この章のまとめ

・矯正治療で「抜歯が必要」「必要ではない」は、歯科医個人の経験や考えによって異なる。

・かつては抜歯治療が主流だったが、奥歯を後方に移動させてスペースを確保する治療方法の研究が進み、現在は「健康な歯は可能な限り保存して治療する」流れになっている。

・日本では未だに抜歯治療が多く行われている。しかし「８０２０運動」の達成率が年々上がり、高齢者の残存歯の増加が求められているため、矯正治療も非抜歯治療が奨励されるようになるだろう。

第4章

インビザラインとは？

■透明で目立たないマウスピース矯正

第1章で、欧米では歯科矯正治療を受けていることが一種のステータスになるため、患者さんは積極的に治療を受け、治療中であることも隠していないと述べました。

しかし、従来のワイヤー矯正では、食事の時に硬いものや粘り気のあるものは気をつけて食べなければいけませんし、矯正装置に食べカスが付着しやすい、歯磨きがしにくいなどの不便さはあります。

また、白く美しい歯が〝魅力的な笑顔〟の条件ですから、矯正装置をつけていることに「恥ずかしい」という気持ちはなくとも、目立たない装置があるなら、そちらを選ぶのは当然のことです。

「食事に気を使わず、歯の手入れがしっかりできる矯正装置がほしい」

「なるべく目立たない矯正装置で、治療期間も短くなる方法があればいいのに」

このようなニーズを受けて誕生したのが、マウスピース矯正です。

マウスピース矯正とは、医療用プラスチック製のマウスピースを歯に装着する歯科矯正です。入れ歯のように上顎用・下顎用がセットになっており、担当歯科医が作成した治療計画に沿って段階的に歯を動かしていくために、ステージごとに新たなマウスピースを作成し、それを長時間装着することで、徐々に歯を動かしていく矯正方法です。

マウスピースは透明に近いため、装着していても見た目はほとんどわかりません。素材の改良が進んでおり、装着時の痛みや不快感はかなり軽減されています。

また、患者さん自身でマウスピースの取り外しが可能なことも、大きなメリットです。食事や歯磨きの時は外して、普段通りに食べたり、しっかり歯磨きをしたりすることができます。

矯正治療の見た目の問題を解消し、不快さや不便さを軽減する治療方法として、アメリカやヨーロッパをはじめとする先進国では、すでにマウスピース矯正が浸透しています。

■日本はマウスピース矯正の評判が悪い？

ところが、日本では矯正治療といえば、いまだにワイヤー矯正がメインです。マウスピース矯正は知名度が低いだけでなく、悪評が目立ちます。

「軽度の不正咬合にしか効果がないから、ある程度ワイヤー矯正で歯並びを整えてからでなければ使えない」

「少しでもマウスピースをつけ忘れると、動かした歯がすぐに戻ってしまうから、治療に対する意欲が高くなければ無理」

「数年かけて治療したけど、治るどころか悪化して、ワイヤー矯正で治してもらった」

インビザライン以外のマウスピース矯正は、２週間〜１カ月ごとに通院し、歯型を採って、新たなマウスピースを作成しなければなりません。

マウスピースは担当医が作った石膏モデルと指示書を元に、歯科技工士が手作業で作成します。このため、歯科医と技工士の双方の技術レベルが高くなければ、効果的な治療はできません。

しかし、日本におけるマウスピース矯正治療の歴史は浅く、確かな技術と豊富な経験を持つ歯科医や歯科技工士の数は、まだ多くないのが現状です。

そのせいか、マウスピース矯正を受けたものの、うまくいかずに辛い思いをした、という患者さんの話をときどき耳にします。また「型を採るときの、あのブヨブヨしたものを噛んだまましばらく待つのが嫌だ。気持ち悪くて我慢できない」と、途中で治療をやめてしまうケースもあるようです。

「歯並びを良くしたいけれど、ワイヤーの矯正装置をつけるのは嫌だ。目立たないマウスピース矯正というものがあるらしいけれど、効果がイマイチらしいから、前向きになれない」

そんな患者さんのニーズに応えてくれるのが、アメリカで誕生し、世界中で

５００万人以上もの患者さんを治療した実績を持つ「インビザライン」です。

■世界が憧れる〝見えない矯正〟インビザライン

インビザラインは、アメリカの大人気ドラマ『アグリーベティ』（２００６年～２０１０年）にも登場しました。

主人公のベティは出版社で働く女性ですが、やや地味なルックスで、性格は真面目で頑固、歯にはワイヤー矯正の装置をつけています。

ある日、他の社員たちが先に退社し、ベティが事務所に残るというシーンがあります。そこでベティが、

「他に何か用事（仕事）はありますか？」と尋ねると、見た目も華やかな女性社員が「そのまま仕事を続けなさい」と返し、こう付け加えます。

「残業代がたまったら、インビザラインできるかもね」

ベティはその女性社員を見送り、そっと自分の矯正装置に触れる……という、

印象的なシーンです。

また『グレイズ・アナトミー　恋の解剖学』のシーズン1～6で主演女優を務めたキャサリン・ハイグルも、結婚前に〝透明な矯正〟をしていることをテレビで公表しました。そのとき、

「インビザラインしてるのよ、透明でしょ？」

と言い、ニッと歯を見せて笑ったのです。


人気ドラマに登場し、有名女優も治療を受けた。

インビザラインは、そんな「憧れの矯正治療」なのです。

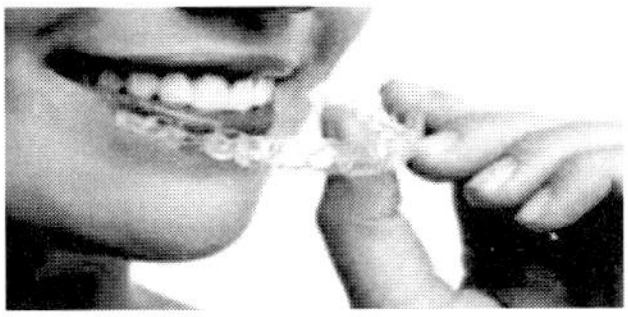
薄くて透明なアライナーは、
装着していても他人に気付かれない

■多くの投資家が出資した画期的なシステム

インビザラインは、カリフォルニア州シリコンバレーにあるアライン・テクノロジー社（以下、アライン社）で開発され、１９９９年からアメリカの矯正歯科医を対象に、供給がスタートしました。

他のマウスピース矯正との大きな違いは、三次元コンピュータ・シミュレーション技術と、最先端の製造テクノロジー技術であるＣＡＤ／ＣＡＭを融合させ、アライナーの大量製造を可能にした、独自の歯科矯正治療システムです。

ＣＡＤ／ＣＡＭは、コンピュータによる設計・製造支援システムであり、３Ｄプリンターにも使われている技術です。パソコンで作りたいものの形を３Ｄで設計すると、その設計通りに３Ｄプリンターが樹脂などの素材を何層にも重ねたりして、自動的に立体物を作り出すことができるのです。

開発したのは、矯正治療で治した歯が元の位置に戻ってしまうことに悩んでいた、スタンフォード大学の大学院生です。マウスピース型のリテーナーと呼ばれる歯の固定装置を使って治したことから、閃いたといわれています。

そうして１９９７年、アライン社はベンチャー企業として設立されました。間もなく多くの投資家たちがこの革命的なシステムに注目し、数十億円もの資金が集まり、当時の経済界に大きな話題を呼びました。このエピソードからも、従来の矯正装置に多くのアメリカ人が満足していなかったことが伺えます。

そして２０１８年現在、インビザライン・システムは５２０万人以上の治療実績を持つ信頼のテクノロジーとして、１００カ国以上の国々に受け入れられています。

発祥地であるアメリカでは、矯正治療を行うほとんどの歯科医院やクリニックで導入されており、パリやドバイ、グアムでも、インビザラインの看板をよく見かけます。

さらに驚くべきことは、治療を受けた患者さんの満足度と、治療に対する信頼度の高さです。

２００９年にアライン社が実施したアンケート調査によると、患者さんの

96%が「治療結果に満足している」と回答し、さらに「知人に勧める」が94%という結果が出ています。

一体なぜ、インビザラインはこれほど高い評価を得ているのでしょうか。

■治療計画に最先端技術を導入

インビザラインと他の矯正治療との大きな違いは「コンピュータによる患者さんの歯の3Dモデリング」と「精度の高い治療シミュレーション」を取り入れていることです。

従来の矯正治療では、まずカウンセリングで患者さんの症状や悩み、治療への希望を聞き取り、レントゲンや口腔内写真、歯型を採るなどの精密検査を行います。担当歯科医はカウンセリングの内容と検査結果をもとに治療計画を立て、患者さんに説明して了承されれば治療開始です。

インビザラインでも、カウンセリングや検査を行い、担当歯科医が治療計画を立てるところまでは同じです。

その後、検査データと治療計画を、アメリカのアライン社に送ります。

アライン社には、歯科医やデンタル・テクニシャンをはじめとする矯正治療の専門チームがいます。このスタッフと担当歯科医が次の３ステップを経ることで、矯正治療に最先端の技術が加わります。

①患者の歯のデータをデジタル３Dデータに変換

Ｘ線写真はスキャンされてデジタル情報に、歯型はＣＴスキャンされて精緻なデジタル３Dデータへと変換されます。

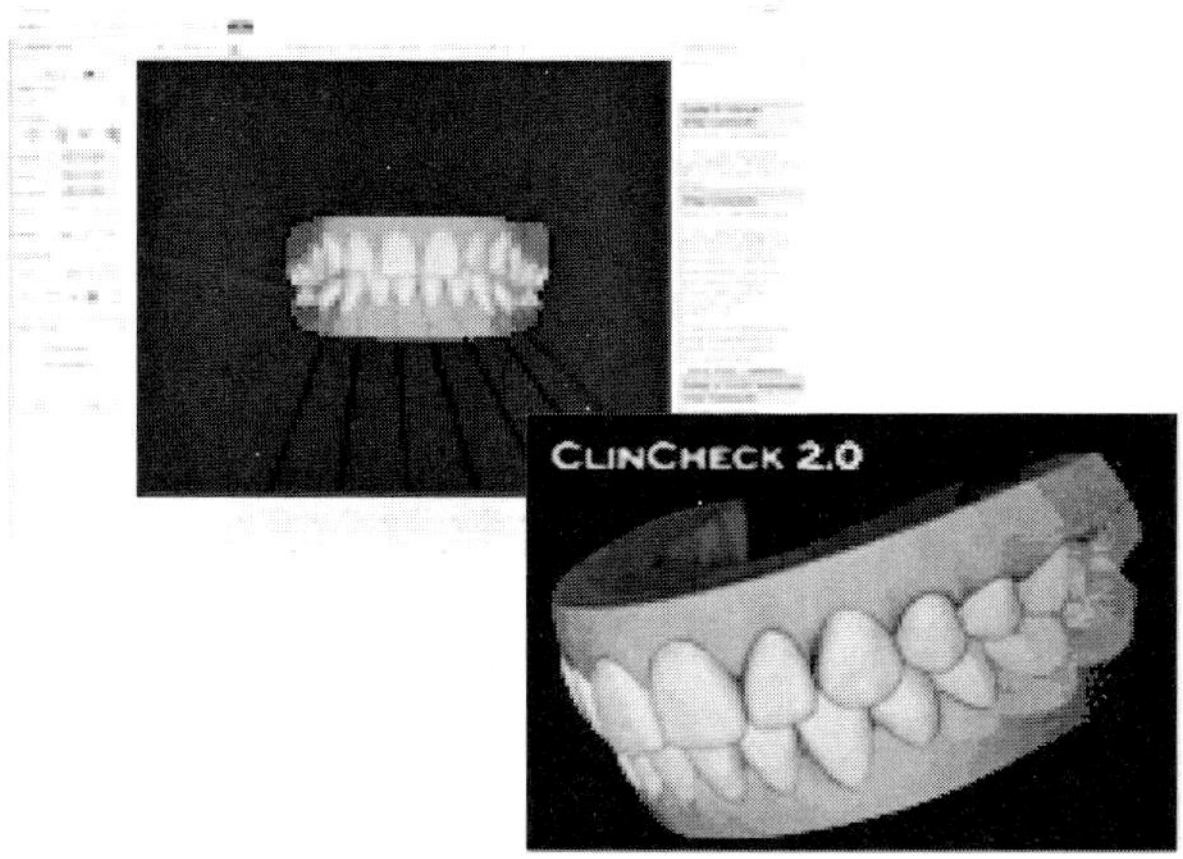

②3D治療計画ソフト『クリンチェック』用のデータを作成

患者さんの歯の状態を示す3Dデータは、さらに、アライン社が独自開発した3D治療計画ソフト『クリンチェック』に必要なデータへと変換されます。

歯の1本1本を識別可能な状態にし、口腔内写真と見比べて、咬合の位置関係や噛み合わせで、上下の歯が当たるポイントなどを確認。続いて、その患者さんの歯並びの「正常な状態」、つまり治療のゴール状態を設計し、現在の状態から矯正治療完了時までの歯の動きを、三次元シミュレーションで作成します。

③クリンチェックによる確認・修正・治療計画の完成

治療開始から完了までのシミュレーションデータは、インターネットを通じて担当歯科医に送られます。担当歯科医は自分のパソコンにインストールしたクリンチェックでそのデータを確認し、必要に応じて修正を施します。

従来の方法では、いちから石膏モデルを作り直さなければならないところですが、パソコンのソフトウェアで簡単に操作ができるため、大幅に時間を短縮でき

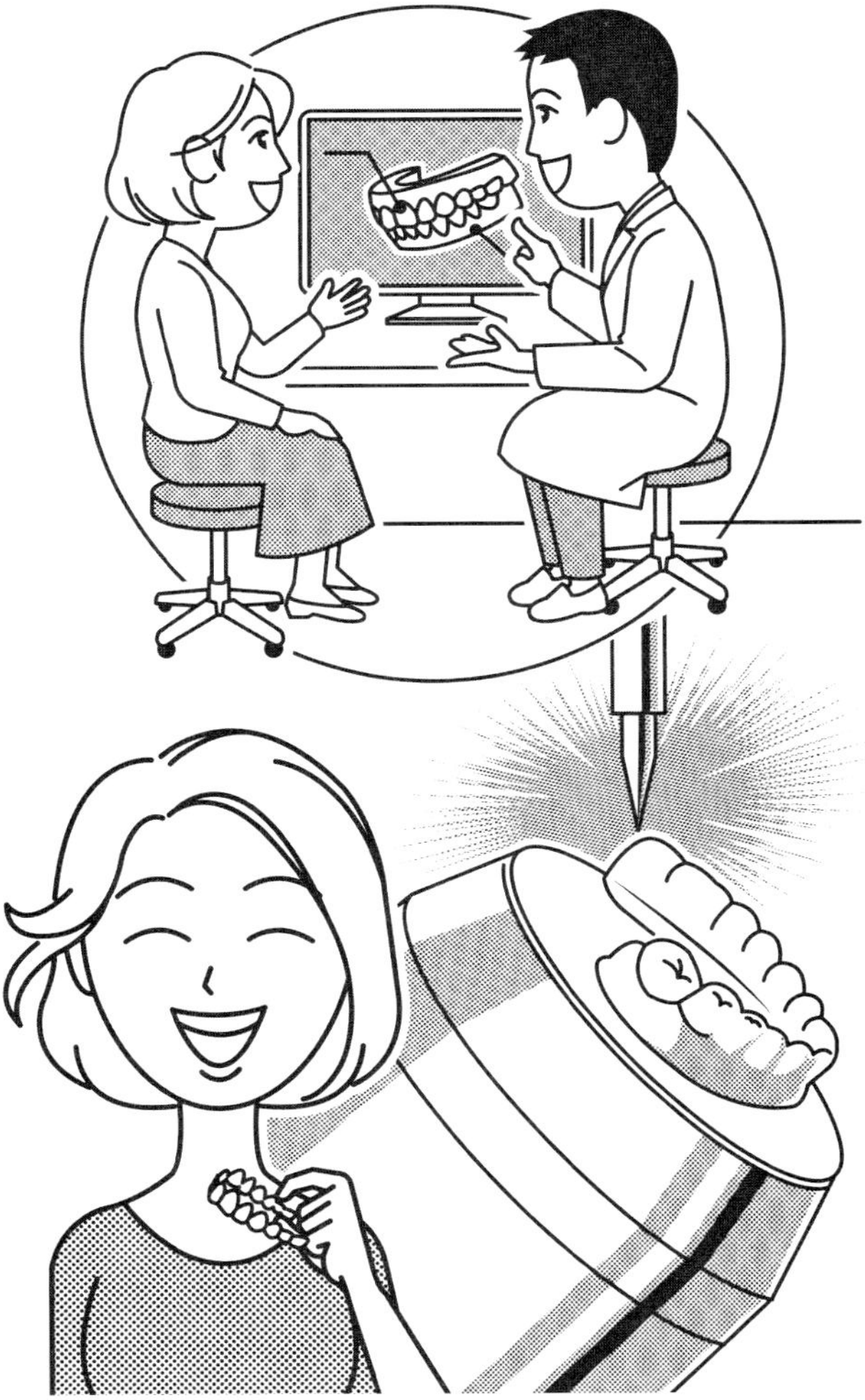

ます。また、抜歯と非抜歯の両方のシミュレーションを作成することも可能です。

患者さんにとっても、これは大きなメリットです。治療によって自分の歯がどのように動くのか、最終的にどのような歯並びになるのかを、言葉による説明ではなく、パソコン画面上のシミュレーション動画で確認できるからです。

また「前歯をもう少し後ろに下げられないか?」「治療期間をあと1カ月短くできないか?」などの希望があれば、それに応じて計画を作り直すことも可能です。さらに、抜歯と非抜歯の両方のシミュレーションを見た上で、どちらかを選ぶこともできます。

これにより、患者の希望に沿った治療が可能になり、さらに患者自身も治療行程を明確に把握できるため、モチベーションが上がり、治療の成功率、満足度がともに上がるのです。

■全アライナーを１回で製造

インビザラインは、矯正装置のマウスピース（アライナー）の作り方も、他のマウスピース矯正とは異なります。

他のマウスピース矯正は、月に1～2回通院し、

①患者さんの歯型を採る。

②担当歯科医が歯の移動の様子を確認し、次の歯の動きを予測して、そのイメージから模型を作成。

③その模型を元に、歯科技工士が一つひとつマウスピースを手作業で作成。

このため、治療効果が高いマウスピースが作成できるかどうかは、歯科医と歯科技工士、両方の技術に左右されてしまいます。

いっぽう、インビザラインのアライナーは、患者さんの同意を得たシミュレーションデータをもとに、

①パソコンで「治療開始から終了までの、２週間ごとの歯の状態」を再現した

３Ｄモデルを、ＣＡＤで設計。
②アライン社が独自開発した光造形技術を用いて、３Ｄプリンターで全モデルを作製。
③そのモデルを元に、圧縮装置を用いた自動整形で、治療開始から終了までのアライナーを一度に製造。

このように、インビザラインのアライナーは最先端技術の導入によって「矯正装置作製のための通院」をなくし、歯科医や歯科技工士の技術に左右されない「安定した品質」を実現しているのです。

完成したアライナーは、郵送で担当歯科医のもとに届けられます。そして担当医からアライナーの着脱方法の説明と訓練、取り扱いの注意事項、治療期間中の留意すべきことなどが伝達され、治療開始となります。

治療が順調に進めば、患者さんはほとんど通院する必要がありません。

■人間の予測を超えるシミュレーション

インビザラインを導入した歯科医は、クリンチェックによるシミュレーションの精度を、高く評価しています。

インビザラインを導入したばかりの歯科医の多くは、自分の頭の中にあったシミュレーションと、ソフトが導き出したシミュレーションの違いに驚きます。

「こうすると、こうなったのか」という新たな発見があり、「それなら、ここをこうしたら……」と、新たな方法を思いついたり、検証をしたりして、患者さんに幅広い提案ができるようになるのです。

最近、ＡＩの発達が頻繁に報じられています。

一時期、プロ棋士が将棋の対戦でＡＩ（コンピュータ将棋ソフト）に敗北し、話題になりました。

プロ棋士は何百という棋譜（過去の対戦の記録）を読み、分析することで戦い方を学んでレベルアップしていきますが、ＡＩは数千、数万もの棋譜データを瞬時に取り込み、人間の脳をはるかに上回る処理能力で膨大なデータを分析し、人間なら何十年も研究した末にようやく見出せる新たな戦略を、あっさりと見つけてしまうのだそうです。

実は矯正治療においても、同じことが言えます。

第2章で述べたように、歯科医が矯正の治療計画をたてるときは、歯学をベースとしつつも、歯科医自身の経験から得た知見を加味して「ここをこうしたら、こう動くはず」と予測して作成します。同じ患者さんに対して、歯科医の判断が分かれるのはこのためです。だからこそ、セカンドオピニオンが重視されているのです。

もちろん歯科医は、教科書の知識と自分の経験だけでは100％正しい判断ができません。学会に所属し、他の歯科医が持つ知見を取り入れる努力をしたり、より効果的な新しい治療法を学ぶことで、それまで自分が行っていた治療方法や方針の間違いに気付き、患者さんに対してより効果が高い治療を行う歯科医へと成長していくのです。

インビザラインのクリンチェックは、コンピュータを活用して、人間が何十年もかけて身につける知識を、超高速で学習しているようなものです。今この瞬間にも、１００カ国以上の国々から集まる膨大な症例データを収集・分析し続け、より幅広いケースに対応できるよう、シミュレーションの性能を向上させているのです。

■進化し続ける効果的で快適な素材

インビザラインの進化は、歯の移動シミュレーションを実現するクリンチェックばかりではありません。

２０１３年にアライン社が開発した新素材「スマートトラック（SmartTrack）」は、より高い弾力性によって持続的に力を加えることが可能になり、歯の移動のコントロール力が高まりました。歯科医へのアンケートで、従来の素材と比較しても９９・９％の満足度を得ていることから、その効果の高さが伺えます。また、患者さんからも「フィット感が増した」「装着したときの快適性が高まった」という声が多数出ています。

計画通りに歯を動かすためのデザインは、ほぼ毎年進化しています。

アライナーは歯全体を覆うため、歯の一本一本に対して、あらゆる方向から最適な力を加えることができます。とくに「アタッチメント」と呼ばれる小さなプラスチック素材の突起をつけることで、アライナーが歯に加える力をより細かく調節できます。

このアタッチメントは、過蓋咬合の治療、開咬の治療、歯の根っこの移動、奥歯の移動など、治療別に特化されたデザインが毎年開発・改良

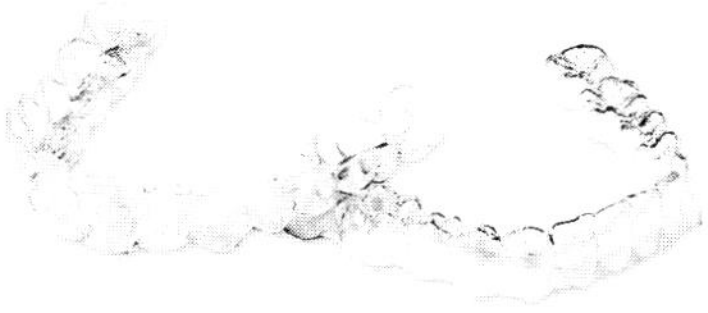

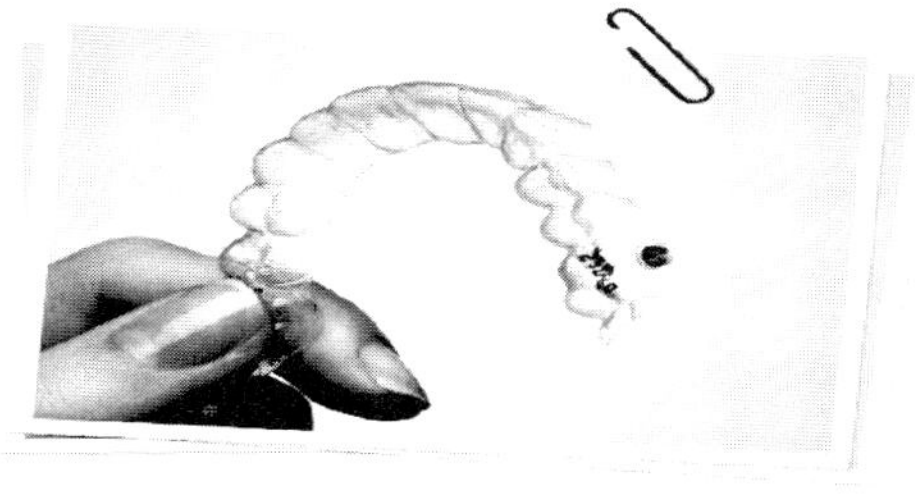

されており、より正確なコントロールを実現させています。

以前は「インビザラインでの治療は難しい」症例が、いくつもありました。しかし技術の進化により、今では矯正治療が必要な患者の９割が、インビザラインで治療可能であると言われています。

■非抜歯治療との相性がいい

非抜歯治療の要である「奥歯の移動」も、インビザラインでできることが、海外ではすでに示されています。

しかも、インビザラインのアライナーには次のような特性があるため、他の矯正装置よりも奥歯の移動に適していることを多くの歯科医が確認し、発表しています。

◎アライナーが歯の全体を覆い、上下の歯が触れても歯に加わる力が軽減され

るため、治療計画への干渉が少なくなる。
◎素材が薄く、頬の内側の筋肉への接触がゆるいため、頬から歯にかかる圧力も軽減される。
◎歯を全方向から支えて動かすため、1点に力をかけるよりもコントロールがしやすい。
◎装置の着脱が簡単であり、いつも通りに歯磨きなどの歯の手入れができるため、治療に影響を及ぼす歯石の定着や歯肉炎などが起こりにくい。
◎0・1ミリ単位でコントロールが可能である。

このような進化は、非抜歯を主に行っている矯正専門医の一部の先生方にも認められ、

「非抜歯治療とインビザラインは相性がいい」

と、公演等で明言されているほどです。

日本の歯学分野では、まだワイヤー矯正、抜歯矯正が主流ですが、ここ数年で

インビザラインを導入し、学会で非抜歯矯正について発表する先生が増えています。

■治療はあくまで歯科医のウデ次第

ただし、気をつけていただきたいことがあります。

インビザラインを導入した歯科医の全員が、あらゆる不正咬合を非抜歯で治療できるわけではない、ということです。

「レントゲンや歯型をとって、アメリカの本社に送ったら矯正治療の計画が作成されるから、あとは患者さんがきちんとマウスピースをつけていたら治るのでは？」

それは間違いです。

どれほどシミュレーションの精度が向上しても、それはあくまで、歯科医が適切な治療計画をたてるための補助機能にすぎません。患者さんの歯の性質、生活習慣、性格などが与える治療への影響は、千差万別です。シミュレーションはそうした個人の要素まで予測できるわけではないため、担当歯科医が治療計画に適切に反映させなければ、治療はうまくいきません。

クリンチェックもアライナーも、矯正治療を実施するための道具であり、それを正しく扱える歯科医の存在があってこそ、いい治療が実現するのです。

そしてそれには、当然、矯正治療に関する豊富な経験が不可欠です。

さらに、インビザラインでの治療には、従来の矯正治療とは異なる特殊な知識と技術が必要です。

矯正治療の経験が豊富であり、かつ、インビザラインでの治療実績もある。

信頼できるインビザライン専門医とは、そういう歯科医なのです。

◎この章のまとめ

・マウスピース矯正は「軽度の不正咬合にしか効果がない」などの悪評があるが、

インビザラインはアメリカの人気ドラマに登場し、有名女優も治療を受けるほど「憧れの矯正治療」である。

・インビザラインの人気の理由は、最先端技術の導入。これにより「デジタル３Dデータで作成された治療シミュレーションを患者が確認し、納得した上で治療を開始できる」「一度にすべてのアライナーの製造ができるため、通院回数が少なくて済む」「アライナーを装着してもほとんど他人に気付かれず、高い快適性が保たれる」など、多くのメリットを享受できる。

・ただし治療がうまくいくかどうかは、歯科医の能力次第である。

第5章

インビザラインが選ばれる理由

■インビザラインのメリット

これまでインビザラインの特徴をご説明してきましたが、ここで改めて、患者さんにとってのメリットをまとめてみましょう。

①歯の動きを動画で確認できる

矯正治療を始める前には、必ず担当医から説明があります。しかし丁寧に説明をされても、患者さんは自分の歯がどれくらいの期間でどのように動くのか、100%理解することはできません。

そのため「どうなるのか分からなければど、先生を信じよう」と、治療を承諾することになります。

もし、治療内容に少しでも不安があれば、患者さんは毎日、自分の歯の角度や位置が変化する様子を鏡で確認しながら「これでいいのだろうか、大丈夫だろうか」と心配になるでしょう。

その結果「思い描いていた歯並びにならなかった」「何年も治療を受けているのに、ぜんぜん進まない」「噛み合わせが悪化してしまった」といった、苦い経験がある方もいるのではないでしょうか。

しかしインビザラインなら、

「どの歯が、どのように動き、最終的にどんな形になるのか、シミュレーション動画を見せてもらうことで患者自身が把握できる」

「納得できるまで修正を希望したり、説明を求めることができる」

「抜歯か非抜歯かを選択できる」

「治療期間がどれくらいになるのか分かる」

このように「先生に言われたことを信じて治療を受ける」ではなく、担当歯科医に自分の希望を伝え、その希望に沿った治療計画を作ってもらい、その情報を共有した上で治療に臨むことができます。それがインビザラインの大きな特徴であり、メリットなのです。

②治療期間が短く、通院回数も少ない

不正咬合の状態によりますが、インビザラインでの治療は、およそ9カ月から2年、平均1年4カ月くらいです。従来の矯正治療では2〜3年、ときには5年以上かかるケースもあったことから、大幅な短縮が見込めます。

治療期間が短いと「より強い力を加えて歯を動かしているのでは？」「治療中の痛みが大きいのでは？」と、不安に思う患者さんもいるようです。

しかし、それは違います。不正咬合の状態から正常な歯並びになるまでのプロセスはひとつではなく、いくつものパターンが存在します。クリンチェックはその中から最も効率いいパターンを選んで提示するため、無駄な動きが排除されるぶん、治療期間が短くなるのです。

また、従来のマウスピース矯正は、2週間〜1カ月ごとに通院し、毎回歯型を採って、マウスピースを作製する必要がありました。

担当歯科医に細やかにチェックしてもらえる安心感はありますが、忙しくてなかなか休みが取れない人にとって、数年にわたり定期的な通院を求められること

は、大きな負担になります。通院できなければ新しいマウスピースを作ってもらえないため、治療が滞ってしまい、さらに治療期間が長くなってしまいます。

インビザラインは治療開始時に、使用するアライナーをすべて患者さんにお渡しします。そのため、治療計画どおりに歯が動いていれば、とくに通院する必要はありません。通常は4カ月~半年に1回程度、海外出張などで通院が難しい場合は、年に1回でも問題ありません。

さらに、1年に1回の通院すら難しい場合は(症状にもよりますが)、装着すべきアライナーがなくなった治療終了日まで通院しなくても大丈夫です。

そのため「毎日忙しくて通院の時間がとれない」「出張が多いため定期的な通院が難しい」という人でも、そのワークスタイルを崩さずに治療を続けることができるのです。

③目立たない、不快感が少ない

アライナーは透明で薄く、歯にしっかりフィットする素材です。装着していても友人や会社の同僚、店や取引先のお客様に気付かれることは、ほとんどありません。そのため、いつも通りのコミュニケーションが可能であり、人付き合いや仕事に支障を与えません。

また、初めて装着したときは多少の違和感や痛みが伴うことがありますが、すぐに慣れて気にならなくなります。金属の装置と違い「口の中に当たる」「擦れて痛い」という感覚がないため、喋ったり歌ったり、スポーツをしたり、楽器演奏をする際も、アライナーが妨げになることはありません。

④１日最低１６時間の装着でＯＫ！

アライナーは１日１８〜２２時間、できれば２２時間の装着が望ましいとされています。しかし、決して短くはない治療期間のあいだ、気をつけていてもトラブルに見舞われることはあるでしょう。

「外して食事をした後、仕事で問題が発生して、装着するタイミングがなかった！」

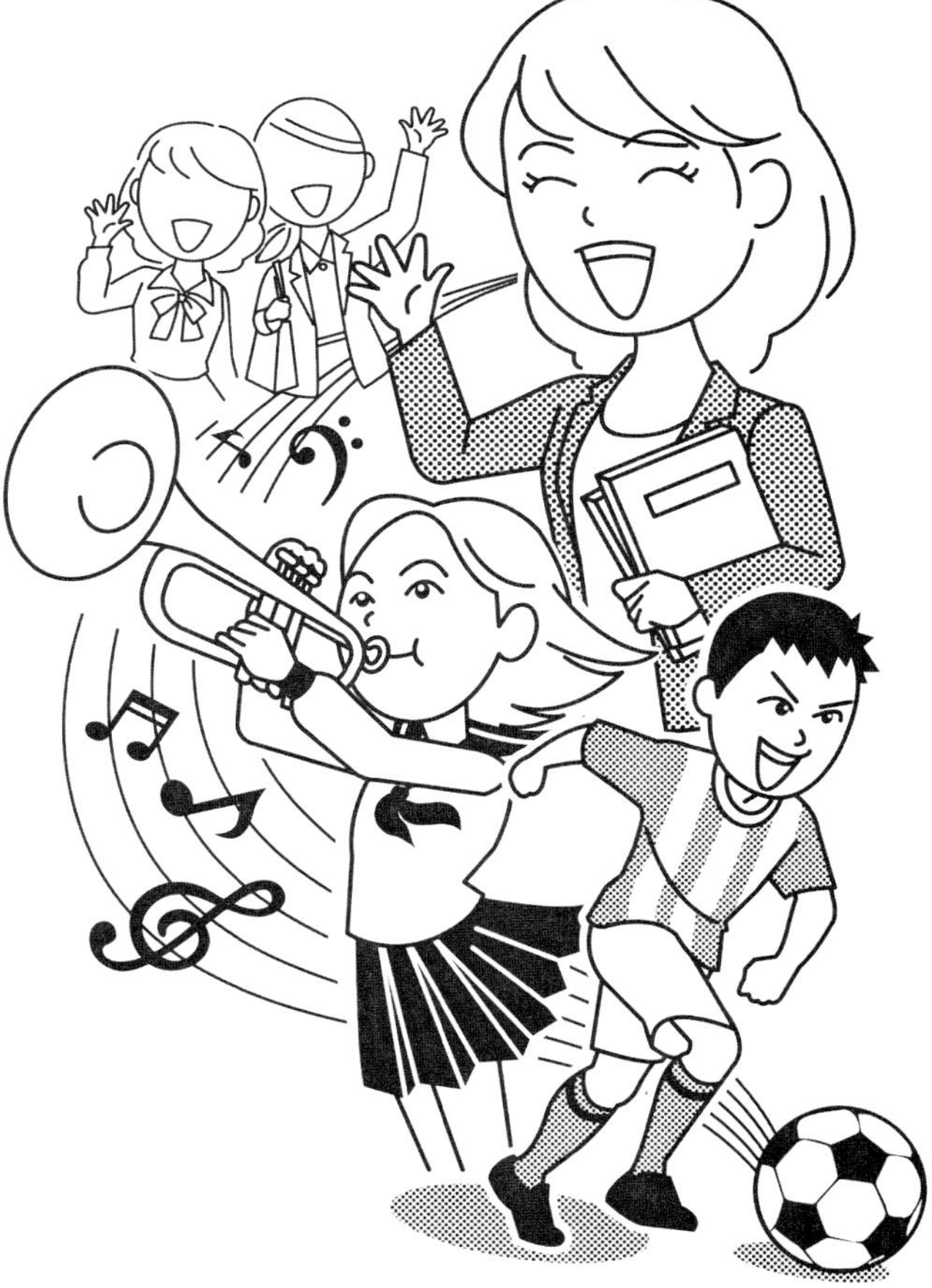

「寝坊してアライナーをつけずに家を出てしまった！」

このようなとき、治療計画に支障が出るのではと焦るかもしれませんが、大丈夫です。

最新の報告によれば、どうしても長時間の装着が難しい日は、最低16時間でも治療効果はあるとされています。そのため「今日は17時間しかつけられなかった」という日があっても、そのまま治療を続けることができます。

だからといって、毎日16時間の装着を勧めているわけではありません。「食事と歯磨きのとき以外は装着する」ことを、しっかり心がけてください。

⑤ホワイトニングと同時にできる

せっかく歯並びがキレイになっても、笑った時に見える歯が黄色や茶色に汚れていたのでは、美しくありません。

歯並びをキレイにしながら、歯の表面も清潔なホワイトに仕上げる。

インビザラインなら、アライナーの中にホワイトニング剤を入れて、矯正と同時にホワイトニングを行うことが可能です。「矯正治療が終わったあとに、ホワイトニングのために通院する」という二度手間をなくすことができるのです。

インビザライン＋ホワイトニングをお勧めするのは、そうした手間を省くだけではありません。

歯並びが整っていくのと同時に、歯の表面がクリアになっていく様子を見ることができる――「キレイになる喜び」が２倍になるため、治療へのモチベーションも２倍に上がるのです。

⑥インプラント等があっても矯正可能

従来の矯正では、インプラントやブリッジなどの「動かせない歯」があると、治療は困難と言われていました。すべての歯に矯正装置を取りつけ、力を加えたり、その反作用の力を利用するなどの緻密な計算によって、上下の歯並びと噛み合わせが良い状態になるよう、歯を動かすためです。

また、審美のために歯を削って白いラミネートベニアを貼り付けた「割れやすい歯」があると、矯正装置の装着が難しかったり、ラミネートベニアが動くため治療をやり直さなければいけないなどの問題がありました。

しかしインビザラインなら、「動かす歯」と「動かさない歯」をあらかじめ設定し、「動かさない歯」は1ミリも動かさず、「動かす歯」のみに適切な力を加えることが可能です。過去にどのような治療をしていても、ほぼ問題なく治療が可能なのです。

■インビザライン治療の流れ

それでは、実際に患者さんがインビザライン・システムによる矯正治療を受けたときの流れを、簡単にご紹介します。クリニックの設備や歯科医によって多少の違いはありますが、およそ次のような流れで治療を進めていきます。

①カウンセリング

患者さんの歯並びを確認するとともに、不正咬合に関する悩み、治療に対する不安や希望などを詳細に聞き取ります。その上で、患者さんの中に疑問が残らないよう、インビザライン治療について分かりやすくご説明します。

また「治療のシミュレーションを見てから、矯正治療をするかどうか判断したい」というご要望にも対応可能です。

②精密検査・診断

患者さんの口腔内の状態を詳細に把握するため、写真、レントゲン、デジタルスキャン等で撮影したり、印象材で歯型を採るなどして、データを集めます。

担当医はそのデータを確認し、カウンセリングで聞き取った患者さんの悩みや希望をもとに、治療計画を作成します。

③シミュレーションの確認と説明

担当医からアライン社へ、患者さんの口腔内データと治療計画が送付され、約

２週間かけて治療計画の３Ｄシミュレーションが作成されます。

その後、担当医がさらに1～2週間かけてそのシミュレーションに調整を加え、患者さんにとって最適な治療計画を完成させます。そのため、患者さんが治療シミュレーションを確認できるのは、精密検査からおよそ1カ月後です。

再来院した患者さんは、パソコンの画面上で治療シミュレーションの３Ｄ動画を確認しながら、治療のメリットやデメリット、治療期間や費用について、担当医から説明を受けます。その際、わからないことや不安なことがあれば、必ず伝えてください。

また「抜歯した場合のシミュレーションが見たい」「治療期間をもっと短くしてほしい」「前顎をもう少し下げてほしい」などの希望があれば、可能な範囲で対応し、新たなシミュレーションを作成します。

どれくらいの期間で、歯がどのように動き、最終的にどのような歯並びになり、費用がいくらかかるか。

すべてにおいて患者さんが納得し、同意を得たうえで、治療計画を決定します。

①カウンセリング

治療方法、期間、料金など、患者さんが気になっているさまざまな事柄について説明し、相談に応じます。

②精密検査・診断

歯型や口腔内写真の撮影など、治療に必要な情報を収集し、アメリカのアライン社に送ります。そのデータをもとに、３Ｄシミュレーションによる治療計画が作られます。

③シミュレーションによる治療計画の説明

治療開始からゴールまでの歯の移動について、３Ｄシミュレーション動画で患者さんに説明します。患者さんが納得できるよう治療計画を修正し、決定します。

④アライナーの受け渡し

最新の CAD/CAM 技術を用いて作成されたアライナーを、患者さんにお渡しします。手入れ方法の説明や、着脱の練習なども行います。

⑤治療開始

１日の装着時間は 18 ～ 22 時間。２週間ごとに新しいアライナーに交換しながら、段階的に歯を動かしていきます。特にトラブルがなければ、通院は４カ月に１回程度です。

⑥保定期間を経て、治療完了

すべてのアライナーをつけ終えた後は、歯の後戻りを防ぐため、保定装置（リテーナー）を装着します。リテーナーの装着期間が終われば、治療は終了です。

担当医はその治療計画をアライン社に送り、アライナー製作を依頼します。

④アライナーの受け渡しと説明

製造依頼から10日~2週間で、アライナーがクリニックに届きます。

患者さんは担当医からアライナーを受け取り、取り扱いに関する注意事項や、治療中の口腔ケアなどについて説明を受け、自分でアライナーを装着する練習をします。

⑤治療開始

アライナーは2週間ごとに、次の段階の新しいものに交換します。

食事や歯磨きの際には外し、それ以外の時間は極力装着するように努めます。最低でも1日16時間以上、可能であれば18時間以上の装着が理想です。

アライナーは手で押したり引っ張ったりして着脱できますが、装着時にアライナー・チューイーという補助用品を使うこともあります。白いゴムのような素材で、アライナーを上下の歯に装着した後、全ての歯でまんべんなくチューイーを噛み込むことで、アライナーが歯にしっかりフィットします。

とくにトラブルや不安がなければ、通院は４カ月から半年に１回です。計画通りに歯が動いているかをチェックするとともに、虫歯や歯周病のチェック、口腔ケアなどを行います。

⑥保定期間を経て、治療完了

すべてのアライナーを装着し終えて、計画通りに不正咬合が改善されても、矯正治療は終了ではありません。

インビザラインに限らず、どの歯科矯正でも、矯正装置を外すと歯は元の形に戻ろうとしてしまうため、歯並びが正しい状態で安定するまでの間、リテーナーと呼ばれる装置を装着しなければなりません。

矯正した歯が戻ろうとする現象を「歯の後戻り」といい、リテーナーを装着する期間を「保定期間」と呼びます。保定期間は個人差がありますが、矯正期間とほぼ同じくらいです。

「やっと矯正が終わったのに……」とガッカリするかもしれませんが、これを怠ると、すべて水の泡になってしまいます。

リテーナーの装着は、最初の半年間は1日中ですが、その後は段階的に時間が減っていくため、矯正治療よりは負担が少ないと言えます。

保定期間が終われば、矯正治療は完了です。

■10代特有の課題にも対応

第3章で、子どもの矯正治療は乳歯がすべて抜けて永久歯に生え変わるころ、10歳以降が目安であるとお伝えしました。

しかし、成人の歯と10代の歯では大きな違いがあります。

たとえば、乳歯が抜けたばかりの欠損箇所があったり、生えてきたばかりの永久歯があるなど、成長途中ですべての永久歯が完全に生え揃っていません。

インビザラインの素材やデザインは、そうした１０代の特性にも対応しています。

◎これから生えてくる永久歯の成長をサポート

まだ永久歯が生えていない状態であっても、クリンチェックによるシミュレーションでこれから生えてくる永久歯のサイズを予測し、スペースを確保した状態でアライナーを作製します。

インビザラインには成長段階に応じたデザインで、永久歯が正常に生え揃うのをサポートする機能もあるのです。

◎装着時間がひと目で分かる

時間管理が難しいお子さんのために、装着時間に応じて色が変化する「コンプライアンス・インジケーター」をアライナーにつけることもできます。

唾液に触れている時間に応じて色が薄くなっていく食用色素の性質を利用した

ものでで、1日の装着目安である20時間に近づくにつれてインジケーターも透明に近づいていくため、アライナーのおおよその装着時間を目で見て確認することができます。

◎違和感がなく、ケガの心配もない

アライナーは薄く、弾力性のある素材で作られています。

吹奏楽などの楽器演奏への影響が少なく、スポーツで人とぶつかっても口の中をケガするリスクが抑えられるため、どのような部活動に入っていても、問題なく活動を続けながら治療を受けることができます。

また、従来の矯正治療よりも痛みや違和感が少ないことから、勉強中も集中の妨げになりません。

◎アライナー紛失時の保証がある

親が最も懸念するのは、子どもがアライナーを紛失してしまうことです。

１０代はさまざまなことに興味を惹かれたり、ひとつのことに熱中してしまう時期ですから、モノの管理能力が十分とはいえません。

そこで医療法人あおば会では、上下顎あわせて３セット分を無料で提供する保証システムを用意しています。これは初期費用に含まれているため、追加料金が発生する心配もありません。

何よりも、見えない、目立たない矯正装置であることに、大きなメリットがあります。思春期に、矯正装置をつけていることが外見上のコンプレックスになると、友達との会話や付き合いが減ったり、学校行事や部活動への参加に消極的になってしまい、その後の心の成長に悪影響を及ぼしかねません。

インビザラインなら、実際にアライナーを着脱しているところを見られなければ、治療中であることに他人はほぼ気付きません。

また、食事のときはアライナーを外すため、硬いものや歯にくっつきやすいものの、着色しやすいものであっても、問題なく食べられます。

もちろん、目立たないのでおしゃれを楽しむことも、写真に写るときに歯を見せて満面の笑みを浮かべることにも抵抗はありません。

日常生活への影響を最小限に止めて、ストレスなく治療を続けることができる。そして、その後の長い人生を、正常な噛み合わせで健康に過ごすことができる。

実際にインビザラインで矯正治療を受けた多くの患者さんは「もっと早く受けていればよかった」と、決断が遅かったことを後悔しています。

歯並びを気にしている10代のお子さんがいたら、一度、インビザラインでの治療を検討してみてください。

◎この章のまとめ

・インビザラインには、①実際の歯の動きを動画で確認できる。②治療期間が短く、通院回数も少ない。③矯正装置が透明で目立たず、不快感も少ない。④装着時間は1日最低16時間でも大丈夫。⑤ホワイトニングと同時にできる。⑥インプラント等の「動かせない歯」があっても治療可能、といった、他の矯正歯科にはないメリットがある。

・最初にカウンセリングと精密検査を行い、約１カ月後に治療計画を３Ｄシミュレーション動画で説明。患者さんの疑問を解消し、治療への希望を取り入れて、患者さんが納得した上で治療計画を完成させる。

・完成された治療計画を元に、最新のＣＡＤ／ＣＡＭ技術で治療に必要な全アライナーが製造され、担当医を通して患者さんに渡される。装着時間は１日１８〜２２時間（最低１６時間）、２週間ごとに新しいアライナーに換えて、全てのアライナーをつけ終えた後、保定期間を経て治療完了となる。

第6章

インビザラインで「変わった」人々

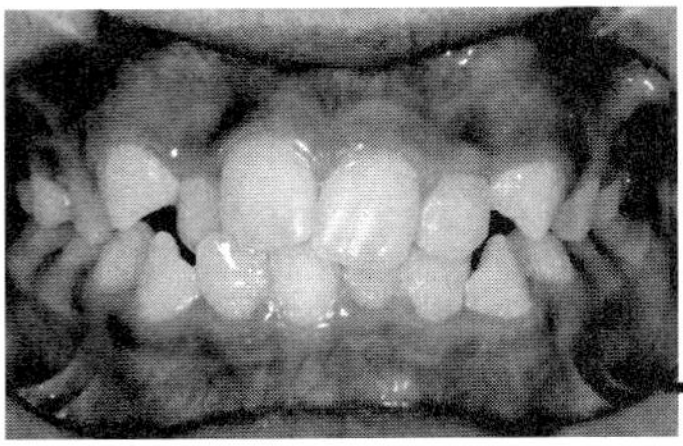

治療前

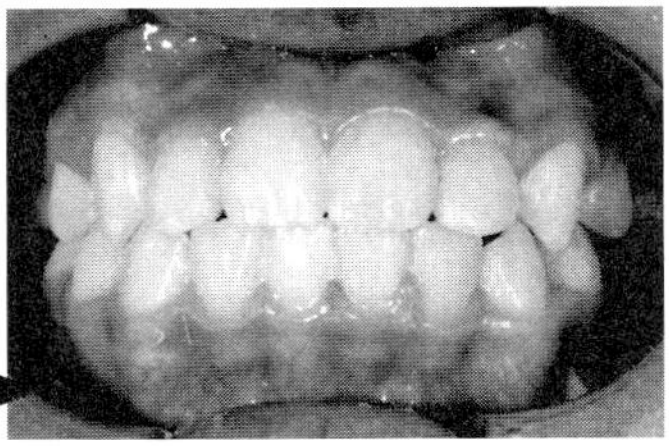

治療後

■固い肉が噛めるようになり、大好きなサッカーでも集中力がアップ！

K君（11才 男性・叢生）治療期間：1年4カ月

矯正治療を始めたキッカケは母に「その歯並び、歯医者で治してもらいましょう」と言われたからです。

たしかに見た目は良くないけれど、それほど気にならないし、昔、友達がワイヤー矯正をして「痛い」「食べにくい」と言っていたので、はじめは「やりたくない」と拒否しました。サッカーの練習に集中したかったので、クリニックに通って時間を取られることも嫌だったのです。

それでも母がしつこく勧めるのと、ワイヤーを使わな

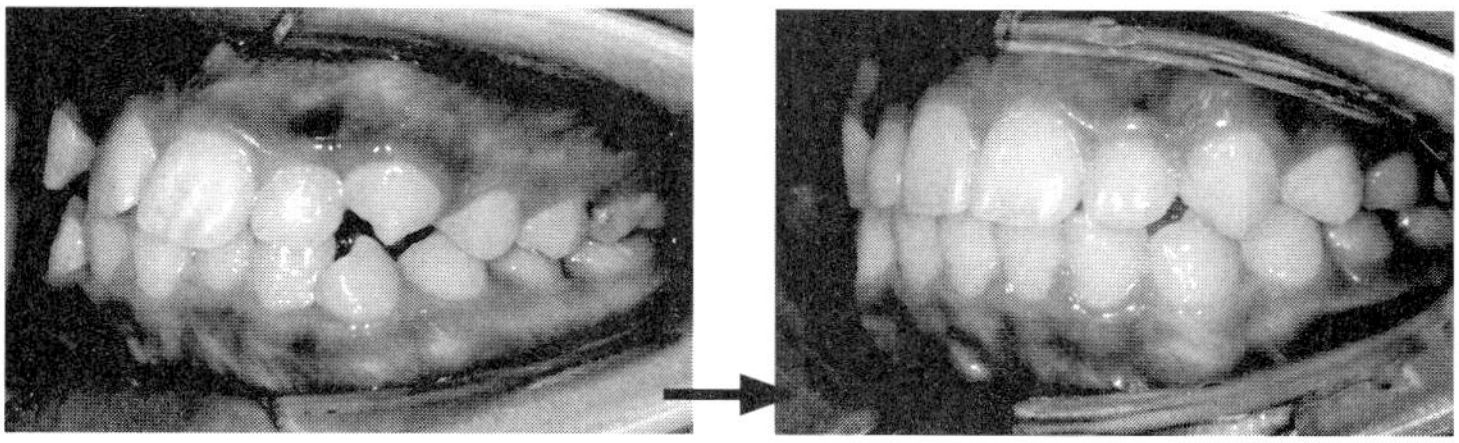

治療前　　治療後

い矯正方法があると言われて興味が湧いたので、試しにクリニックに行って話を聞いてみることにしました。

それまで、矯正治療は「歯並びの見た目を治すもの」と思っていました。でも、先生から

「食事のときに、不便だなと感じたことはありませんか？」

と聞かれて、サッカーチームのみんなとバーベキューをしたとき、厚めの肉が噛み切れなくて、仕方なく薄い肉ばかり食べたことを思い出しました。

悪い歯並びを放置すると、噛む力がどんどん弱くなったり、どんなに歯磨きをしても虫歯になりやすくなると言われて、はじめて「それは嫌だ、治したい」と思ったのです。

また、治療すると自分の歯がどんなふうに動くのか、

パソコン画面で見せてもらいました。上のガタガタの前歯が一本ずつ、少しずつ動いて、高さも角度もぴったり揃ったキレイなカーブが出来上がりました。同時に下の歯も、内側に倒れていた奥歯が起きあがりつつ、やや奥に移動。そのあと前歯がそれぞれに動いて、整然と並びました。

「こんなにキレイになるの!?」とびっくりして、俄然やる気が湧きました。

それに、先生から食事と歯磨きのとき以外はアライナーを外さないようにと言われましたが、授業中やサッカーをしているときは、アライナーをつけているほうが集中できました。寝るときもアライナーをつけているとぐっすり眠れましたし、最初の数回だけ、つけた時に少しだけ痛みがありましたが、その後はほとんど感じなくなりました。

また、チームの誰一人、僕が矯正治療をしていることに気付きませんでした。通院は4カ月に1回程度だったので、練習にぜんぜん影響がなかったことも嬉しかったです。

歯磨きのときに鏡を見ると、自分の歯並びがどんどんキレイになっていくのが分かりました。母に「歯並びなんかどうでもいいって、言ってたのにね〜」とからかわれるのは嫌でしたが、キレイになって嬉しいのは本当です。

勧めてくれた母には、まだ恥ずかしくて言えませんが、感謝しています。

今はアライナーを全部つけ終わった後の、保定期間に入っています。もう前の歯並びには絶対に戻りたくないので、しっかりとリテーナーをつけています。

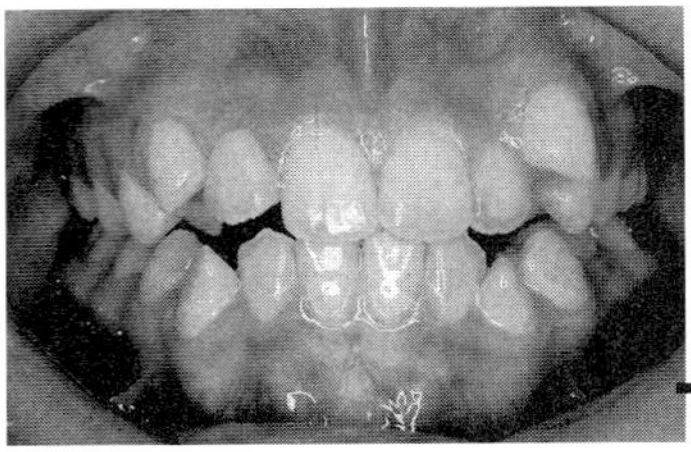

治療前

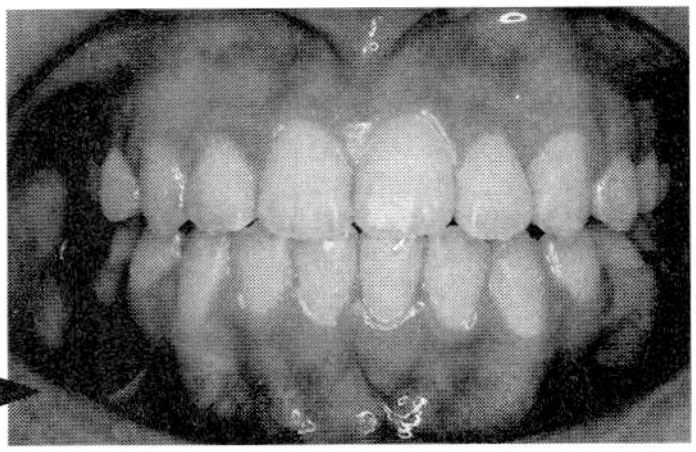

治療後

■口を開けて笑えるようになり、原因不明の頭痛や肩コリが改善

Cさん（14歳女性・叢生）治療期間：1年6カ月

小学生のとき、友達から「Cちゃんの歯、変なところから生えているね」と言われ、なんとなく恥ずかしくなり、この歯をなくせないか母に相談しました。

ちょうど虫歯の治療中だった母は、歯医者さんに尋ねてくれましたが「ワイヤーをつけて2年以上かけて矯正治療をするか、削ったり抜いたりして、上から白い歯をかぶせるしかない」と言われたそうです。私はどっちも嫌だったので、いちど諦めました。

けれど、友達と食事をするときや、お喋りするとき、

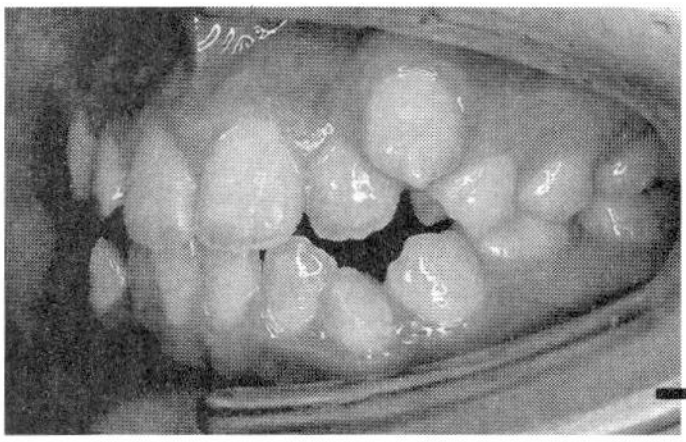

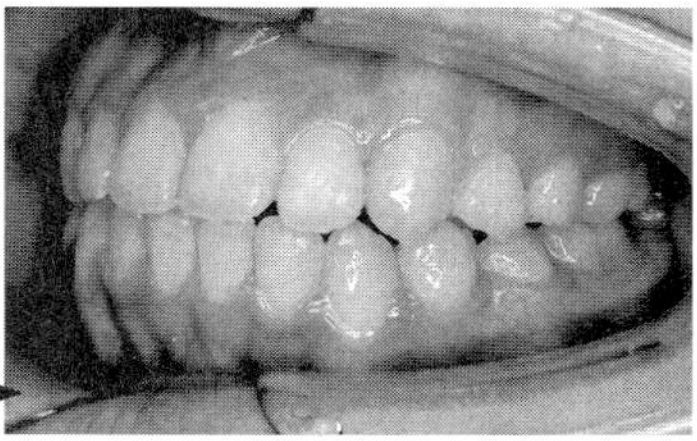

治療前　→　治療後

大きな口を開けないように気をつけなければいけなかったため、心から楽しいと思える時間がどんどん減っていきました。

それだけではなく、風邪でもないのにときどき頭痛がしたり、肩コリが出るようになり、体調がすっきりしない日が増えていったのです。気分も落ち込みやすくなり、そのうち鏡を見るたびに、八重歯だけではなく他の歯もどんどん歪んでいくように思えて、怖くなりました。

私は母に「やっぱり治したい」と頼みました。

すると母は、今度は矯正治療を専門にしている歯医者さんを探してくれました。

1件目の歯医者さんでは「顎が小さいので、抜歯をすればキレイな歯並びにできますが、歯を抜かずに治療すると口元が前に突き出る形になります」と言われ、どちらにすべきか判断できず、インビザラインという方法で矯正治療をしている別の歯医者さんに行きました。

すると、その先生はレントゲンや歯型をとった後、歯を抜かずに治療することを勧めてくれました。口が前に出ませんか？と尋ねると「外見上の変化はほとんどありません」と答えました。それでも私が不安そうにしていると、先生は「実際にどんなふうに歯が動くのか、パソコンで見て判断しましょう」と、1カ月後にもう一度来るように言いました。

翌月、先生のパソコンには私の歯の立体画像があり、先生が考えた治療計画を動画で見ることができました。奥歯がさらに奥に移動し、他の歯や八重歯が少しずつ、きちんとキレイに並んでいきます。下の歯も、台形型でガタガタだったのですが、カーブが少し広がってキレイなU字型になりました。

私は八重歯さえなくせればいいと思っていましたが、全部の歯がキレイに並んでいる状態をみると「こうなりたい」と、強く思いました。治療前と比べると、たしかに顎が広くなり、前の方に少し突き出ていましたが「これくらいなら、全然大丈夫」と、安心して治療を始めました。

矯正装置はワイヤーではなく透明のマウスピースで、つけている時の痛みはほとんどなく、何よりもぜんぜん目立たないのが嬉しかったです。お弁当を食べるときのつけ外しも慣れれば素早くできたため、気になりませんでした。

それに、アライナーをつけ始めてから頭痛の回数が徐々に減り、肩も楽になりました。

口を開けて笑えるようになったことで「なんか、明るくなったね」と言ってもらえるようになり、友達と過ごす時間が長くなりました。矯正治療を受けてから楽しいと思えることがどんどん増えて、本当によかったと思います。もし友達が歯並びで悩んでいたら、絶対にインビザラインを勧めます。

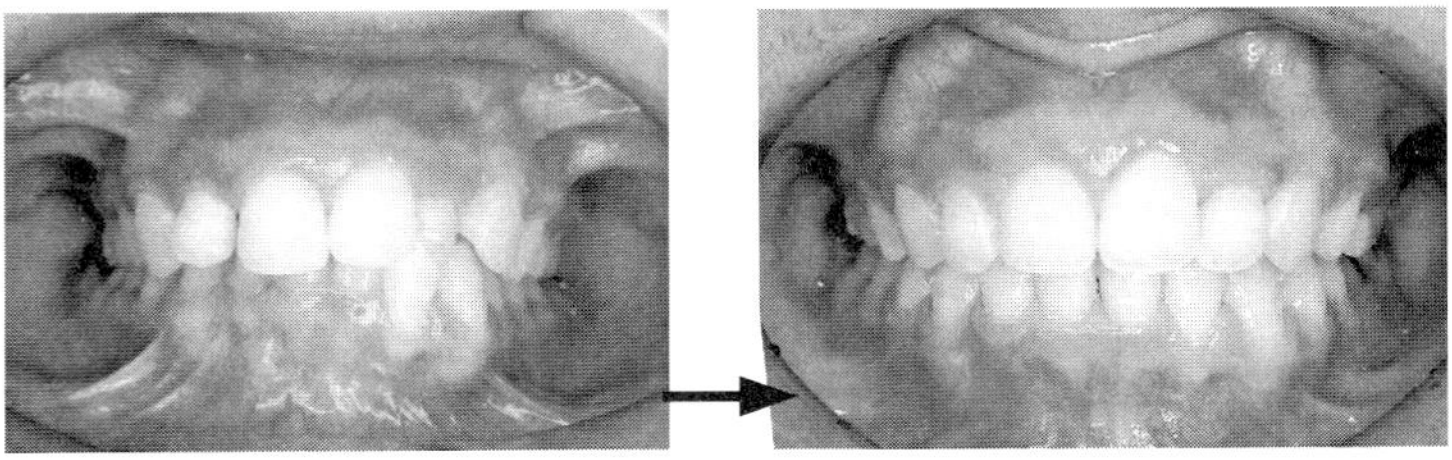

治療前　治療後

■透明で、3秒で着脱できるから、治療中でも仕事・プライベートともに充実！

Gさん（25歳 女性・叢生）　治療期間：1年8カ月

私は小学生から中学生の時に矯正治療を受けたのですが、保定期間にリテーナーの装着をサボったために、後戻りしてしまいました。

しかし、高校生になると矯正装置をつけるのが嫌になり、放置していました。かかりつけの歯医者さんから何度も矯正治療を受けるよう勧められましたが、気が進まず、やがて就職して営業職につくと、歯の表面にずらりと装置が付いているのは見た目にも問題があるように思えて、ますます矯正治療への抵抗感が強くなってしまい

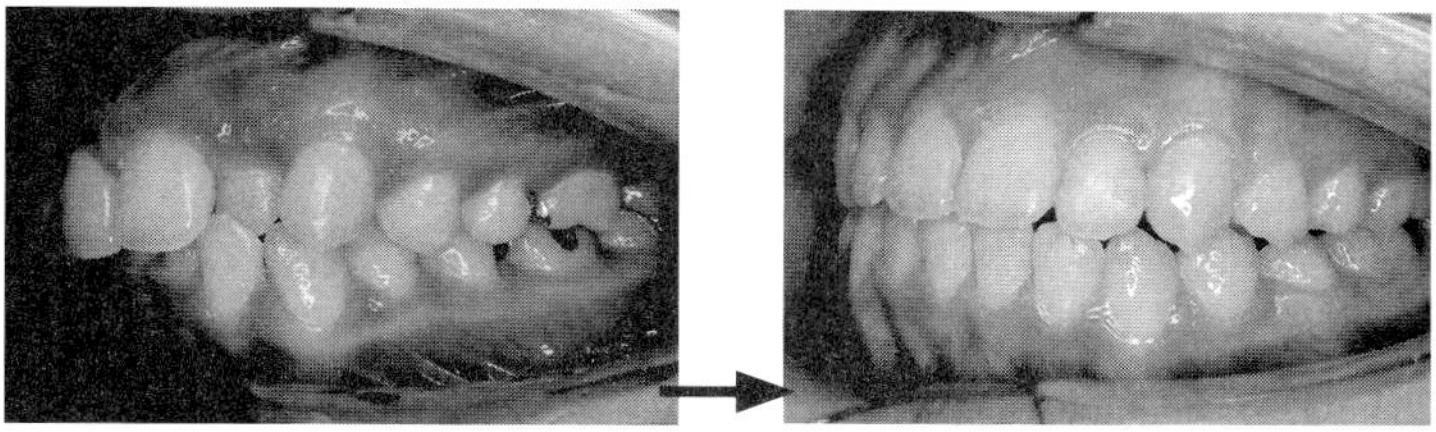

治療前　　治療後

ました。

　そんな私がもう一度矯正治療を受ける気になったのは、営業部の先輩の歯並びがすごくキレイで、自分の歯並びが恥ずかしくなったためです。

　インターネットで目立たない矯正方法がないか探したところ、マウスピース矯正という新しい治療方法があることがわかったのですが「軽度の不正咬合にしか効果がない」「ある程度ワイヤー矯正で歯列を整えてから使われる」という情報が多く、マウスピースだけで治すのは難しそうでした。

　それでも諦めきれずに、主治医の歯医者さんに相談をしたところ「インビザラインなら、患者さんにすごく評判がいいと聞いているから、相談に乗ってもらえると思う」と、あるクリニックを紹介してもらえました。

紹介先のクリニックでは、治療はできるけれど、もともと顎が小さく、下の前歯が内側に倒れているせいで噛み合わせが悪くなっていること。そのため下の奥歯を後ろに移動させ、上下の顎のカーブを少し広げて、噛み合わせを調節する必要があること。顎を広げても外見上はほとんど変化がないことを説明されました。

顎のカーブを広げるとどうなるのか、どんな問題があるのかわからなかったのですが、パソコン画面でシミュレーションを見せてもらい、これくらいなら確かに見た目も大丈夫だろうと納得して、治療を開始しました。

ひとつだけ不安だったのは、食事と歯磨きの時はアライナーを外すように言われたことです。私は、仕事のスケジュールによっては昼食の時間が３０分もとれないことがあるので、昼食後にアライナーの装着に手間取って、そのままアライナーを外しっぱなしで仕事に戻ってしまい、１日の装着時間が守れない日ができてしまうのでは、と思ったのです。

でも、アライナーを受け取った日に練習をさせてもらい、すぐにコツを掴み、３秒程度で着脱できるようになりました。また、アライナーは透明で目立たないため、お客様に全く気付かれませんでしたし、痛みや違和感もほとんどなく、仕事のときもプライベートのときも、快適に過ごせました。

さらに、歯並びが良くなると口を開けることにためらいがなくなり、ハキハキと喋れるようになって、お客様から「Gさん、最初に会ったころより、ずいぶん説明がうまくなったね」と褒められ、仕事の成績が上がりました。自信がついてからはコンパでもよく声をかけてもらえるようになり、いまは彼氏もできて、毎日が充実しています。彼氏に矯正治療中であることを伝えると「全然わからなかった」と驚かれました。

もうすぐ保定期間に入ります。この歯並びを崩したくないので、今度はサボらずにリテーナーをつけていようと思います。

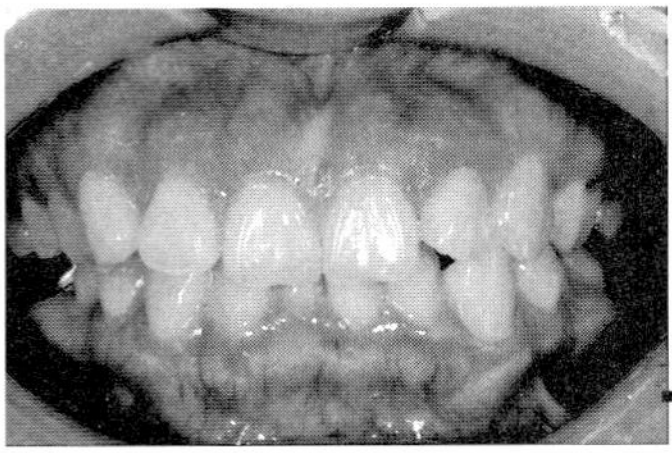

治療前

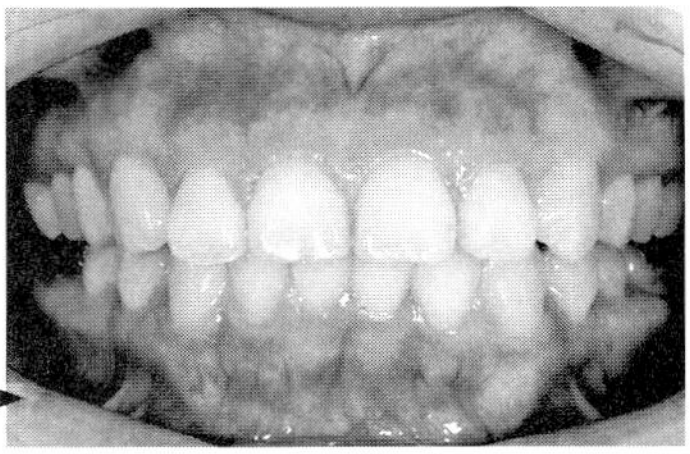

治療後

■「抜歯が必要」と言われた歯並びを、1本も抜かずに治してくれた！

Dさん（30歳女性・過蓋）治療期間：1年3カ月

子どものころ、総入れ歯の祖母から「歯を大事にしないと、おいしいものが食べられなくなるよ」と言われて以来、私は虫歯にならないよう3カ月に1回の定期検診には必ず通い、毎日の歯磨きも、長い時間をかけて行っていました。

ただ、先生からは何度か「矯正治療を受けませんか」と言われました。下の前歯が歪んだ状態で生えて内側に倒れていて、噛み合わせも良くないそうです。でも、治療のためには歯を抜く必要があると言われ、私は虫歯で

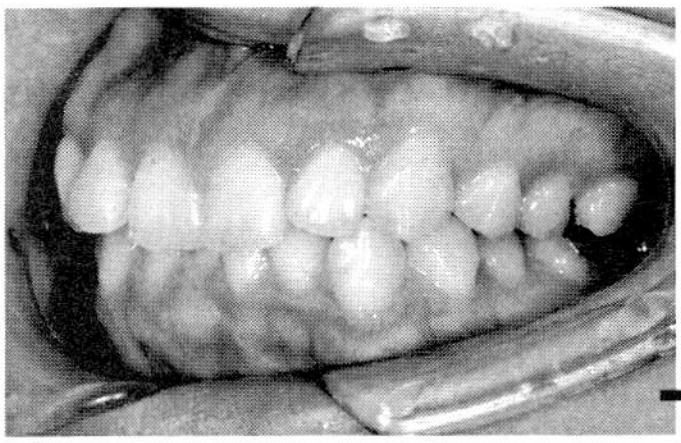

治療前

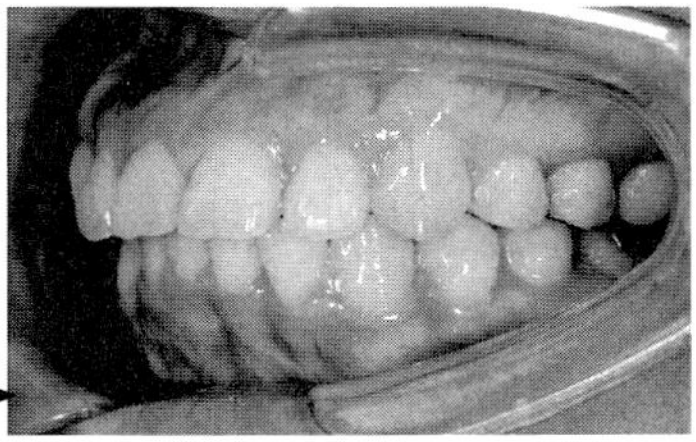

治療後

ない限り歯を削ったり抜いたりするのは嫌だったので、いつも断っていました。

ところが、長女を産んですぐ、口を開けると顎の関節が変な音をたてて、違和感を感じるようになりました。一時的なものと思っていたのですが、なかなか治りません。食事のときに噛む回数が減り、胃腸の調子が悪くなり、肌荒れもひどくなりました。

友人に相談すると「顎関節症ってやつじゃない？」と言われ、インターネットでその原因を調べてみると、その中の一つに不正咬合が挙げられていました。

先生に「矯正治療について、もう一度詳しく聞かせてください」というと、先生は説明をしてくれましたが、やはり抜歯が必要であるとのことでした。

私はどうしても歯を抜きたくなかったので「矯正治

療」「歯を抜かない」というキーワードでインターネット検索をかけて、抜歯をしない矯正治療をしている歯医者さんを探しました。実績があり信頼できそうなところを絞り込み、実際に足を運んでみました。

数軒まわった後、「ここなら」という手応えを感じる先生と出会いました。

一番嬉しかったのは、歯を抜いた場合と、抜かない場合の両方の治療計画をたててくださったこと、そして、実際に歯がどれくらい動くのかをシミュレーション動画で見せてもらい、その上で抜くか、抜かないかを選ばせてくれたことです。

抜歯しない場合は、口元が少し前に突き出る形になりました。迷いましたが、歯を抜くことのメリットとデメリットについて先生に何度も確認し、抜かずに治療することを選択しました。

治療が進むにつれて顎の関節の音がなくなり、胃腸の調子も改善しました。

また、食事のときに「硬い」「食べにくい」と感じることが減りました。今は何でも、健康的に食べられます。それは、歯を1本も抜かずに治療したからだと思っています。

治療を始める前は、子育てでバタバタしていたため、ただでさえ十分な睡眠が取れず、体調を崩しやすくなっていました。あの状況で歯の痛みや違和感に苛まれていたら、かなりのストレスになっていたでしょう。インビザラインでの治療は、新しいアライナーに交換した時に少しだけ痛みがありましたが、いつも１日くらいで治りました。

歯並びがキレイになると、以前よりも歯磨きがしやすくなり、歯茎が腫れたり、虫歯になることも減りました。「隅々まできれいに磨けていますね」と歯科衛生士さんにも褒められ、嬉しかったです。口の中の健康と体の健康、すべてが良くなって、本当に感謝しています。

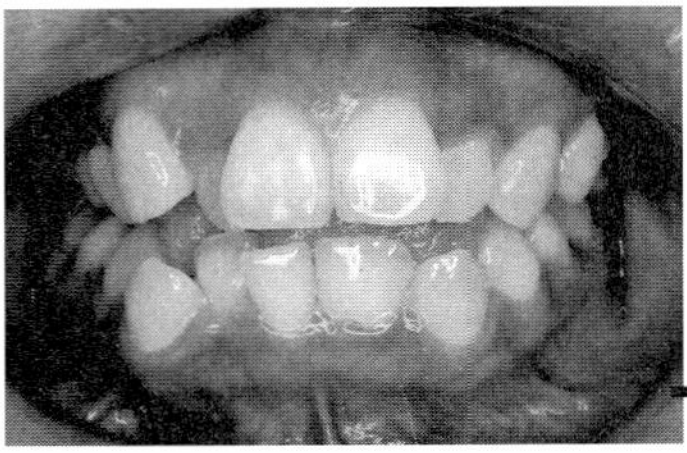

治療前

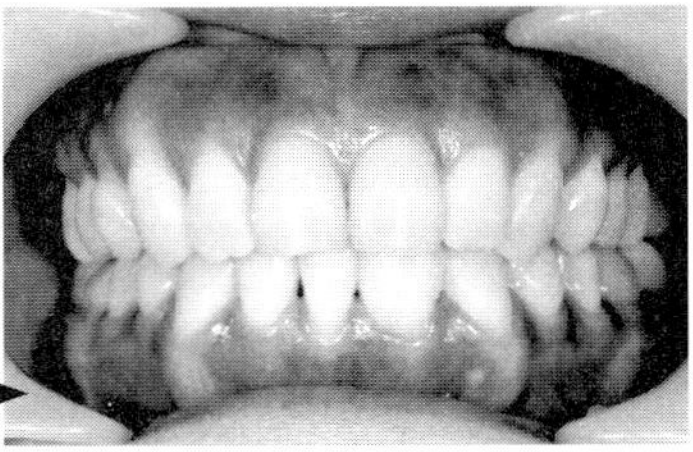

治療後

■抜かない、痛くない、気持ち悪くない治療で、キレイな女の子になれた！

Tさん（16歳 女性・開咬） 治療期間：2年1カ月

小さいころから歯並びが良い方ではありませんでしたが、いつからか前歯がしっかりかみ合わなくなり、硬い肉を噛み切れなかったり、薄い食べ物を前歯で噛めなくなったりして、奥歯ばかりで噛む癖がついていました。

そのせいか、テスト前に集中力をあげるためにガムを噛んでも、すぐに顎が疲れるようになりました。ぼうっとしていると自然と唇が開いてしまい、口の中が乾いたり、友達に「口、また開いてるよ」と、からかわれることもありました。

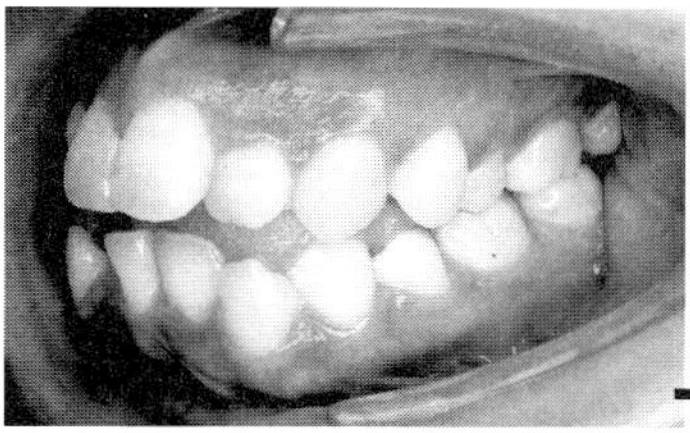

治療前

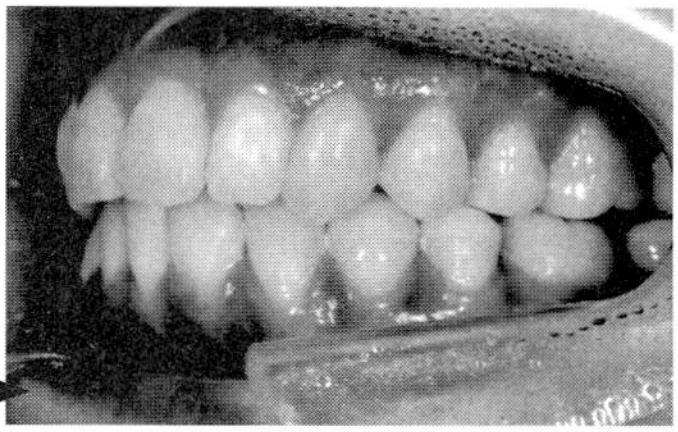

治療後

それでも、矯正治療を受けたいとは思いませんでした。歯を削ったときや、歯茎に麻酔を打つときの痛さ、歯型を採るときのブヨブヨしたものを噛む感触など、歯医者で受ける治療は全部、大嫌いだったからです。できるだけ歯医者の世話にならないように、毎日歯磨きをしっかりやっていたので、虫歯でもないのに歯医者に行くなんて絶対に嫌でした。

でも、美人でモデルをやっている従姉妹のお姉さんから「痛くない矯正治療があって、私はそれで治したんだよ」と教えられ、はじめて興味が湧きました。

その従姉妹が通っていたクリニックを教えてもらい、母と行ってみると、地元の歯医者さんとは全然違う、とてもキレイな歯医者さんでした。

私が「歯を抜くのも削るのも、気持ち悪いのも痛いのも嫌です」と言うと、前の先生は「治したいなら、少しは我慢してください」と言いましたが、その先生は「わかりました。Tさんが一番望む方法で治療しましょう」と言ってくれました。

「Tさんの状態でしたら、抜かずに治療できます。削る必要もありませんし、治療期間を長めに取れば痛みや違和感も減らすことができます」

そんな治療があるなんて知らなかったし、嫌な思いをしないで歯を治すことができるなんて、夢みたいでした。

また、どういうふうに歯を動かすのか、パソコンのシミュレーション動画でわかりやすく説明してもらいました。先生は私の希望である「抜かない、痛くない」治療のため、時間をかけて歯を動かしていく計画を作ってくれました。

治療に2年と少しかかりましたが、アライナーはつけていても違和感がなかったため、治療が嫌だとは感じませんでした。歯並びがだんだん良くなるのを見るのは楽しかったし、ちゃんと前歯で噛めるようになったので、固いものを食べても疲れません。ガムも長時間噛めるようになって、勉強するときの集中力が上がり、成績もアップしました。

口が開かなくなって印象が変わったのか、友達や親戚は「なんか、しっかりしてきたね」と言ってくれました。とくに従姉妹から「笑顔がステキになったよ」と褒められたときは、飛び上がるくらい嬉しかったです。

治療が終わると、出っ歯がちゃんと引っ込んで、下の歯のガタガタも治ったおかげで、下唇の下にあった影がなくなりました。

我慢しなくても、歯をキレイにできる。歯がキレイになったら、いろんなことがすごく良くなる。もし歯並びを気にしてる友達がいたら、絶対にインビザラインでの治療を勧めます。

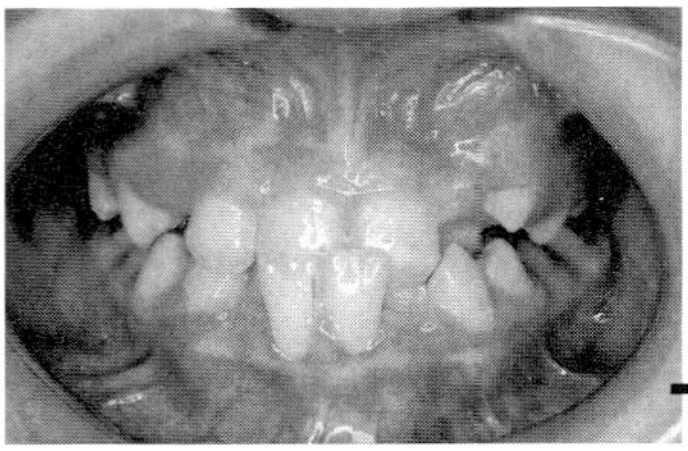

治療前

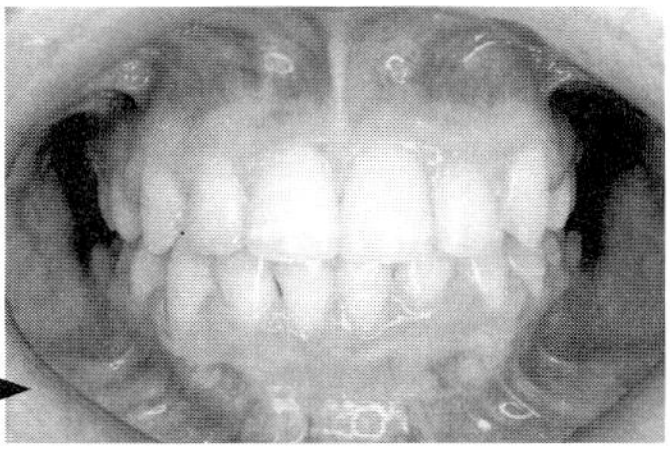

治療後

■コンプレックスがなくなり、合唱部で大好きな歌を歌えるようになった！

Nさん（12歳女性・受け口）治療期間：2年6カ月

「変な歯だね」

小さいころ、初めて会う子から、よく言われました。悪気があるわけではないとわかっていても、私はそう言われるのがすごく嫌でした。

外ではあまり口を開けないように過ごしていたため、まわりの人たちには「おとなしい子」と思われていました。学校の先生からは「声が小さいぞ、もっと大きな声で喋りなさい」と言われましたが、そんなことをしたら歯が見えてしまうから、嫌でした。

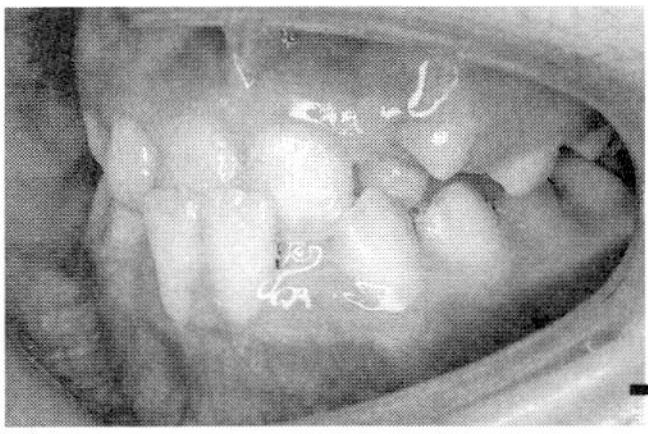
治療前

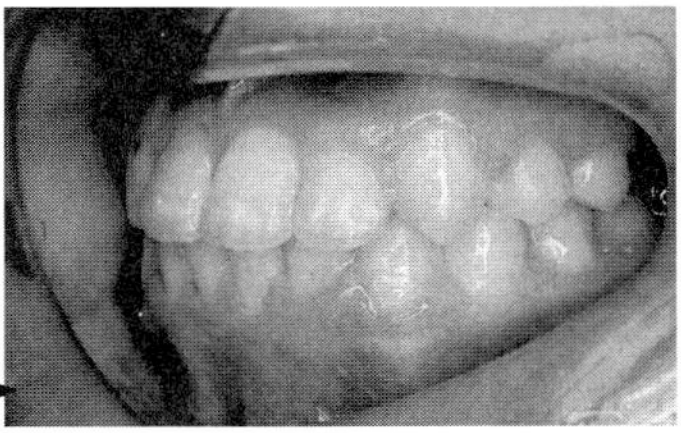
治療後

でも、本当は友達ともっとお喋りしたかったし、歌を歌うのも好きでした。だから母から「中学生になったら、何の部活に入りたい？」と聞かれたとき、正直に「合唱部。でも、こんな歯じゃ、恥ずかしいから入れない」と答えました。

母はそれを、とても深刻に受け止めたようです。数日後「歯並びを治しましょう」と、矯正治療専門の歯医者さんに連れて行かれました。

矯正と言われて思い浮かんだのは、4年生のときにクラスメイトが歯につけていた、銀色の針金みたいな装置です。給食後の歯磨きをやりにくそうにしているのは見ていたし、ときどき「痛い」とも言っていた気がします。だから「あれをつけるのは、嫌だな」と思い、歯医者さんに着くまでの間、どうやって断ろうかと考えていました。

でも、見せてもらったのは銀色の針金ではなく、透明な歯型のようなものでした。アライナーといって、それを食事と歯磨きの時間以外ずっとつけていれば、歯が少しずつ動いてキレイな並びになる、ということでした。

最初は私も母も信じられませんでしたが、レントゲンや写真、歯型などをとってから、３週間後にまた行くと、先生はパソコンを使って、私の歯がどんなふうに動くのか、動画で見せてくれました。

詳しく話を聞いてみると、アライナーは自分で簡単につけたり外したりできること、つけたまま大きく口を開けて歌を歌っても、問題ないとのことでした。しかも、周りの人はほとんど気付かないそうです。

そう言われたら、もう迷うことはありませんでした。治療を決めて、早くアライナーが届かないかなと、ワクワクしながら待ちました。

先生からは、治療をスタートさせたら2年半のあいだ、１日も休まずにアライナーをきちんとつけるようにと、何度も念を押されました。痛みや気持ち悪さがあるのかなと心配しましたが、痛みは最初の少しだけで、違和感もほとんどなかったです。つけ外しのコツもすぐに覚えたので、２年でも３年でも続けられると思いました。

毎日サボらずアライナーをつけていたので、ちゃんと計画通りに治療が進みました。中学校に入学したときは、まだガタガタの歯でしたが、これからキレイになるのだと信じていたので、合唱部に入り、しっかり口を開けて歌うことができました。友達も増えて、毎日楽しくおしゃべりができて、まるで生まれ変わったみたいに人生が変わりました。このキレイな歯を虫歯でダメにしないよう、ちゃんと歯磨きをして、検診にも行って、一生大事にすると誓います。

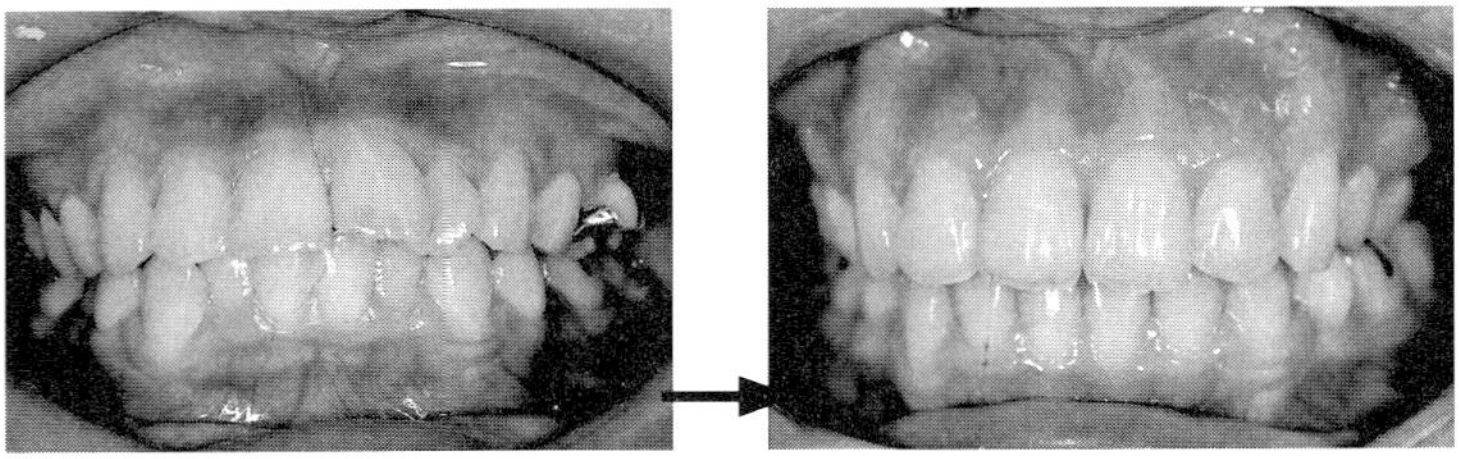

治療前　　治療後

■シミュレーションを見て抜歯を決意、人生最高の日にキレイな自分になれた！

Yさん（20歳 女性・出っ歯）治療期間1年11カ月

子どもの頃から出っ歯で、口が前に突き出ているため、ぷっくりとした自分の横顔が嫌いでした。また、正面から見ても上唇が少し上にめくれ上がるため、ただでさえ厚い唇が余計に分厚く見えて、鮮やかな色の口紅をつけるとお化けのような顔になり、薄い色の口紅しかつけられませんでした。

でも、矯正治療はお金と時間がかかるし、見た目だけの問題だと思っていたので親には言いづらく、社会人になったら貯金して、自分で治療費を作るつもりでした。

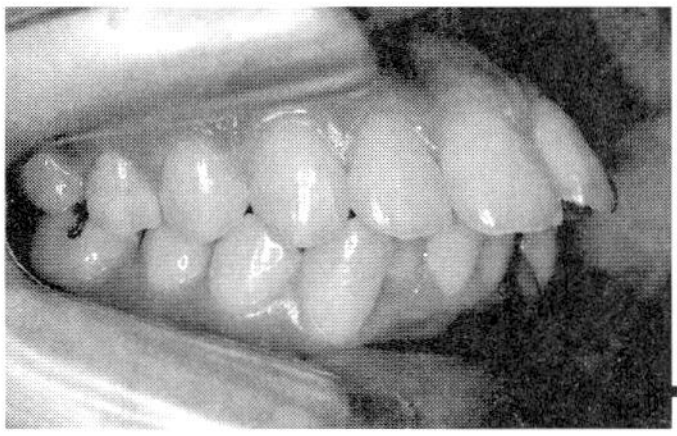

治療前

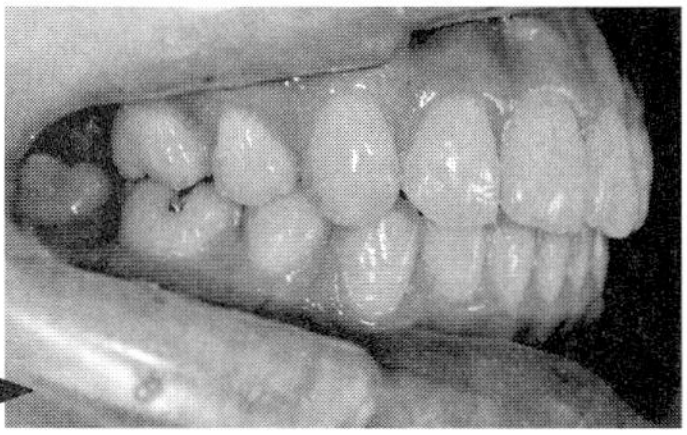

治療後

就職し、3カ年計画で矯正治療のための貯金を開始しましたが、幸運なことにそれよりも前にいい人と出会い、婚約しました。相手のご両親にも気に入っていただけて、早く結婚式を挙げるようにと急かされました。

それはとても嬉しいことでしたが、同時にすごく焦りました。結婚式ではウエディングドレスを着て、たくさん写真を撮られます。一生で一番大切な日を、こんな出っ歯のまま迎えたくはなかったのです。

でも、地元の歯医者さんに相談をしても「最低でも3年はかかる」と言われてしまいました。さすがにそれまで彼やご両親に待ってもらうわけにはいかず、なんとか早く治らないか、もしくは治療中でも目立たない方法はないか、インターネットや本屋で調べてインビザラインを発見し、治療をしてくれる歯医者を探し出しました。

できれば1年、無理なら1年半くらいで目立たない状態にしてほしいと頼むと、先生は「わかりました」と言って治療計画を作り、パソコンでシミュレーション動画を見せて、説明してくれました。

私の出っ歯の原因は、顎がV字型なのに歯が大きいため、前歯が生えるスペースが狭くなり、前方に突き出していたことです。今は健康な歯を抜かないで治療することが良しとされているので、歯を抜かずに出っ歯を治すこともできるし、そのほうが上下の噛み合わせが安定しやすいけれど、治療に時間がかかり、さらに顎の幅が広くなるので、輪郭に多少の影響が出てしまうとのことでした。

私が「う〜〜ん」と渋い顔で唸っていると、先生は、もう1つのシミュレーションを見せてくれました。それは、抜歯をした場合の治療計画でした。

抜歯をしてスペースを確保してから矯正治療を行うと、顎の形をほとんど変えずに前歯を正しい位置に移動させ、そのほかの奥歯も抜歯しない場合と同じように、キレイに並び替えられていきました。しかも、治療期間が1年11カ月と短く、順調に行けば1年半後には前歯がほぼ正しい位置に戻り、気になっていた上唇や、横顔の輪郭も改善されるとのことでした。

抜歯には少し抵抗がありましたが、私のわがままな希望を叶えてくれるのはこの先生しかいないと思い、彼と彼の両親、そして自分の両親に事情を話し、挙式を1年半待ってほしいとお願いをして、了承してもらいました。また、自分の両親から治療費の援助ももらえました。

アライナーは薄く透明で、他人に見られても分からないし、痛みもほとんどありません。そのおかげで衣装合わせのときも、笑顔で写真を撮ることができました、アライナーを交換するたびに「また少し、理想の歯並びに近づいたんだな」と思うと嬉しくて、頑張ろうという気持ちになりました。

そして結婚式当日、憧れだった鮮やかな赤い口紅をつけて、ウエディングドレスを着ることができました。横顔の写真も、たくさん撮ってもらいました。

コンプレックスがなくなり、初めて自分をキレイだと思えて、一生で一番幸せな日になりました。

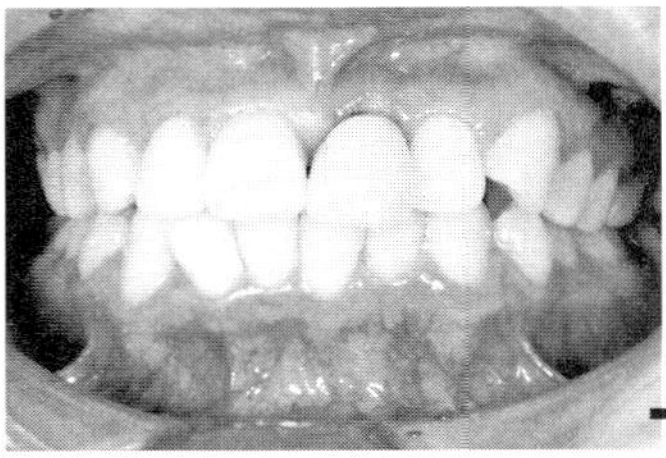

治療前

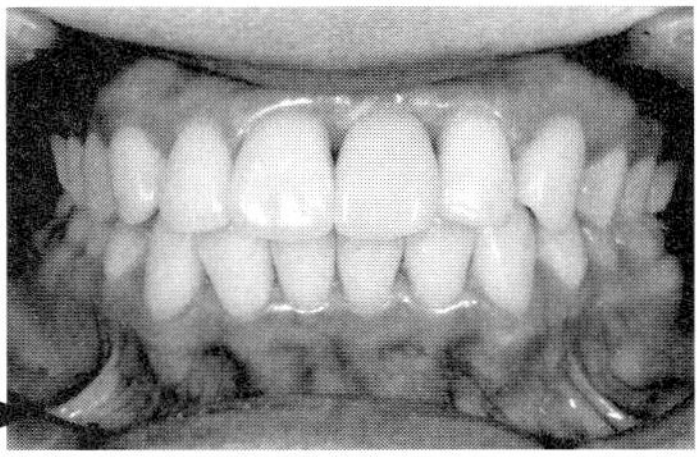

治療後

■目立たない矯正で接客にも支障なし　ガタガタの歯と体調不良が治った！

Hさん（40歳女性・インプラント）治療期間：9カ月

以前、歯医者で定期検診を受けたとき、先生から「歯並びがあまりよくないので、矯正治療をしませんか」と言われたことがありました。そのときは断ったのですが、飲食店で接客業に就いてから「確かに、ガタガタだなぁ……」と、気になり始めました。

ですが、目立つ矯正装置はつけたくありませんでした。さらに、インターネットで矯正治療について調べても、健康な歯を抜かなければいけない場合があるとか、透明な矯正装置を使う「マウスピース矯正」は効果があ

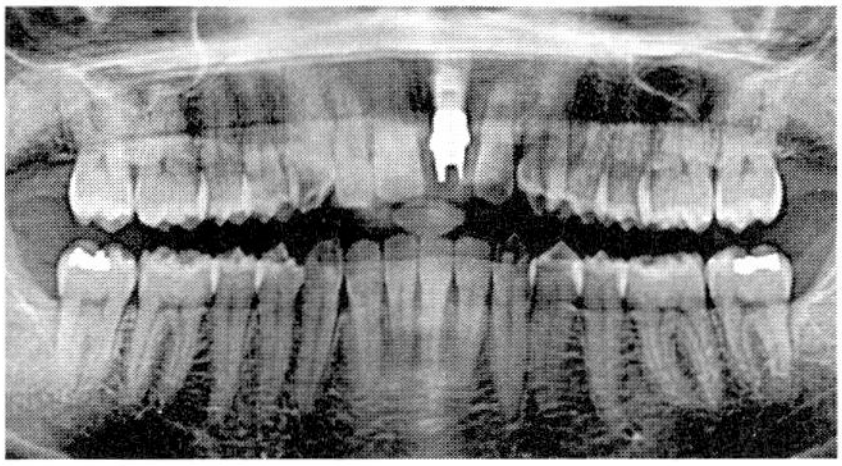

治療後のレントゲン画像

まりないとか、ネガティブな情報しか集められなかったため、ずっと保留にしていました。

そんなある日、バイクで転倒して、前歯を折ってしまいました。

救急搬送された病院で「歯の根まで折れているので、抜くしかありません」と言われて焦りましたが、ふと「どうせ歯を抜くなら、このタイミングで矯正したらいいのでは？」と閃いたのです。

まず、主治医の先生に相談をしました。

「インプラントの治療と矯正治療を、一緒にできませんか？　あと、マウスピース矯正みたいに、矯正装置が目立たない方法があれば教えて欲しいのですが……」

先生の返事は「矯正治療で歯並びを整えてから、インプラントを入れる」という順番になること、目立たない矯正方法として『インビザライン』という新しい矯正治療を教えてくれました。マウスピース矯正ですが、患者さんや歯科医の間で評判がいいそうです。ただ、先生の医院では導入していなかったため、私はインビザライン治療を実施している歯科医院を自分で探し、予約を入れました。

そしてカウンセリング当日、私はネットで見た悪評について尋ねました。

すると、今はインビザラインだけでほとんどの症例が治療可能であること、１日２０時間以上の装着時間を守る必要はあるが、素材が進化したため最低１６時間でも効果があり、子どもでもクリアできていることを、先生は丁寧に説明してくれました。私がネットで見た情報よりも、現実はずっと進化していたのです。

私は安心して、治療方法に関する詳しい話を聞き、治療期間と値段を確認して、治療計画に同意しました。

アライナーは本当に透明で薄く、装着していても、ほとんど違和感はありませんでした。歯を抜いた部分に白いレジンを詰めてもらって「歯がある」ように見せることができたため、矯正治療中であること、歯が抜けていることは、お客様にも誰にも気付かれずに済みました。

　食事のたびにつけ外しが必要でしたが、すぐに慣れましたし、大変だとか面倒臭いとか感じることもないまま、ガタガタだった歯並びが1年未満ですっかりキレイになりました。歯並びが整ってから入れてもらったインプラントも、しっかり安定しています。

　さらに、肩や首のコリが楽になり、月に2回通っていたマッサージ屋に行く必要がなくなりました。先生にそのことを伝えると、噛み合わせの悪さが肩コリを引き起こしていたのかもしれないと言われ、なんだかすごく得をした気分です。

　それ以来、人の歯並びをチェックする癖がついてしまいました。歯並びが悪い人には、見た目の問題だけではないということを説明して、お金を貯めてインビザラインをするよう勧めています。

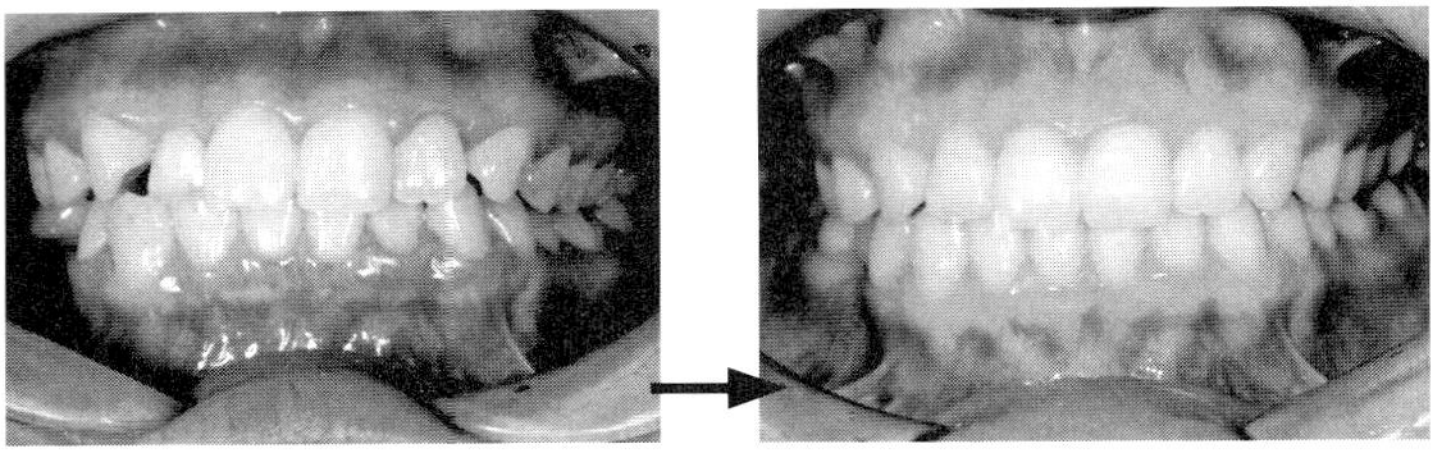

治療前　治療後

■矯正↓インプラント治療中でも、就職活動や新人研修に集中できた！

Mさん（23歳・女性・インプラント）
治療期間：1年3カ月

私は生まれつき永久歯が一本足りないらしく、その部分の乳歯をずっと残していました。そのせいか歯並びがガタガタで、普通に噛むと、下の前歯が上の前歯よりもかなり内側に入ってしまいました。

「この歯並びを治せないかな」と思い、インターネットで情報を集めていたとき、目立たない透明な矯正装置を使う「マウスピース矯正」というものがあることを知りました。しかし、ネットでの評判はイマイチで、なかな

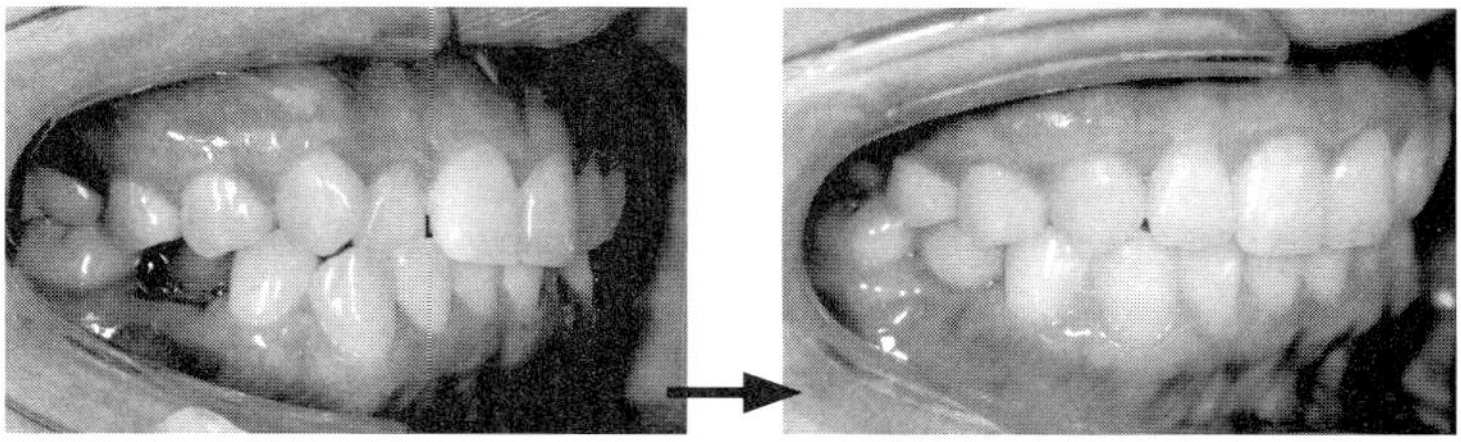

治療前　　治療後

か踏み切れずにいました。

そんなある日、ついに乳歯が抜けてしまいました。先生から「インプラントにするしかない」と言われ、私は慌てました。インプラントをすると矯正ができなくなると、前に調べたときに書いてあったのを思い出したからです。先生に尋ねると「その通りです」と頷きました。

「インプラントも矯正も両方やりたいなら、先に矯正をするべきです」

私はそのとき、すでに就職活動を始めていたため、目立つ矯正装置への抵抗感や、何年も「歯抜け」の状態が続くことに不安がありました。何かの拍子に大口を開けた時に見えてしまうのでは、と不安だったのです。

（仮歯を入れた状態で、マウスピース矯正をしてくれるところはないか――）

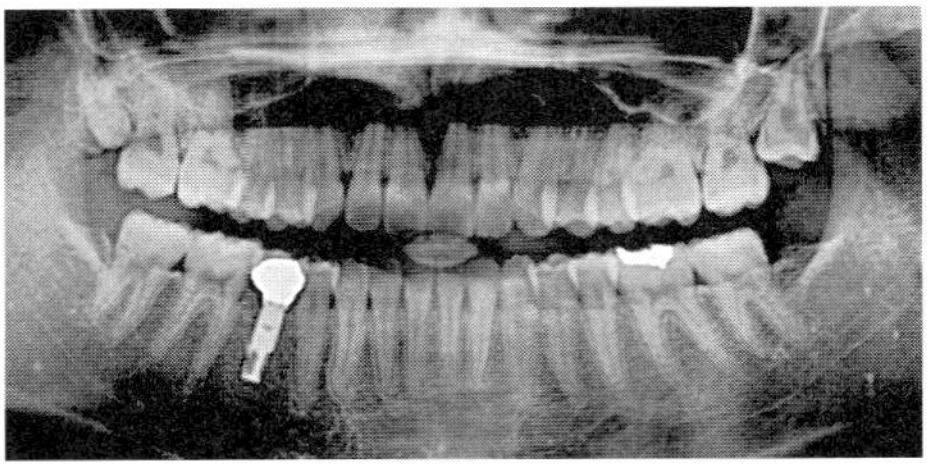

治療後のレントゲン画像

かなり無茶な注文だと思いましたが、めげずに調べたところ、インビザラインならそれが可能だと知りました。仮歯を入れるというより、矯正装置のマウスピースにダミーの歯を入れて、歯があるように見せかける、というものでした。

ネットの評判は悪かったのですが、予約をいれてカウンセリングを受けてみると、イメージが一変しました。しっかりと検査をしてもらい、そのデータをもとに歯並びを3D画像で再現し、実際に歯がどのように動くのか、シミュレーションを見せてもらいました。

しかも、それは全世界で収集した膨大なデータをもとにコンピュータが予測したものであり、予測システムは日々進化しているとのこと。私はこの技術を信頼することにしました。

治療を始めると、２週間ごとに新しいアライナーに変えたときだけ、少し違和感や痛みがありましたが、すぐに馴染みました。アライナーは驚くほど透明で薄く、装着していても本当に見えない状態だったので、面接でも堂々と口を開けて話せました。１年３カ月の治療期間中、アライナーの着脱時を見られない限り、矯正していることがバレることはありませんでした。

歯並びが良くなっていくにつれ、集中力も高まっていった気がします。無事に就職できて新人研修が始まった時、難しい専門用語をどんどん覚えられましたし、業務内容や作業のコツをスムーズに理解できるなど、大学生のときよりも学習能力が上がった実感がありました。また、胃腸も丈夫になりました。

今は矯正治療が終わり、しっかりとインプラントも入れてもらったので、歯の不安は何もありません。まさに、百聞は一見に如かず。インビザラインの魅力は実際に体験してみないと分からないので、どんどん広めていきたいと思っています。

第７章

もっと知りたい！
インビザラインＱ＆Ａ

Q. インビザラインは何歳までできる？

何歳になってもできます。

重度の歯周病や、歯槽骨に問題があるなど、矯正治療そのものが難しいケースはインビザラインでも対応できない場合がありますが、年齢による制限はありません。７０代になってから治療を始め、キレイな歯並びを手に入れて、数十年のコンプレックスから解放された患者さんもいます。

日本人は矯正治療に対して「子どもが受けるもの」というイメージがありますが、インビザラインは大人のための矯正システムです。大人が矯正治療を受けることは、おかしなことではありません。

昔は矯正治療の費用が高額で、矯正したくてもできなかった人が大勢いました。技術が進化し、普及して、以前より治療費が抑えられた今こそ、歯並びに悩む患者さんに、一人でも多く治療を受けて欲しいと思っています。

高齢になるほど「こんな年齢になって、いまさら……」と思うかもしれませんが、矯正治療は見た目の改善だけではなく、健康維持にも重要な働きがあります。人生を健康に、豊かに過ごすために、ぜひ専門の歯科医に相談をしてみてください。

Q. インビザラインの治療費はどれくらい？

症状によって異なりますが、目安は80〜100万円です。

アライナーは3回まで作り直しが可能であり、基本料金には、この3回の作り直しの費用が含まれています。

この価格を「高い」と感じた人は、次の数字をみてください。

美容院：60063円／月
エステやマッサージ：80027円／月
エクササイズやジム：82234円／月

これは、アライン・テクノロジー・ジャパン社が２０１７年６月、東京在住の２０〜６０代の女性、５００名に対して行った「１カ月にかかる美容関連の費用」に関するアンケート調査の結果です。

この出費を２０年続けた場合、次のような計算になります。

美容院：１４５万円
エステやマッサージ：１９２万円
エクササイズやジム：１９６万円

いかがでしょうか。

インビザラインにかかる費用１００万円を２０年換算の結果として、１カ月分の費用を計算すると、約４１６６円になります。これは、日常的に美容のために費やしているお金よりも、はるかに安い数字です。

美容院やエステは継続して通わなければ効果が薄れてしまいますが、矯正は一

20代～30代女性の　**美容にかかる平均費用**

	1カ月あたりの平均額	1年換算	20年換算
エクササイズ／ジム	8,234円	9.8万円	196万円
エステ／マッサージ	8,027円	9.6万円	192万円
美容院	6,063円	7.2万円	145万円
矯正歯科	**4,166円**	**4.9万円**	**100万円**※

※矯正歯科の治療費は一般的に100万円であるため、それを元に計算。

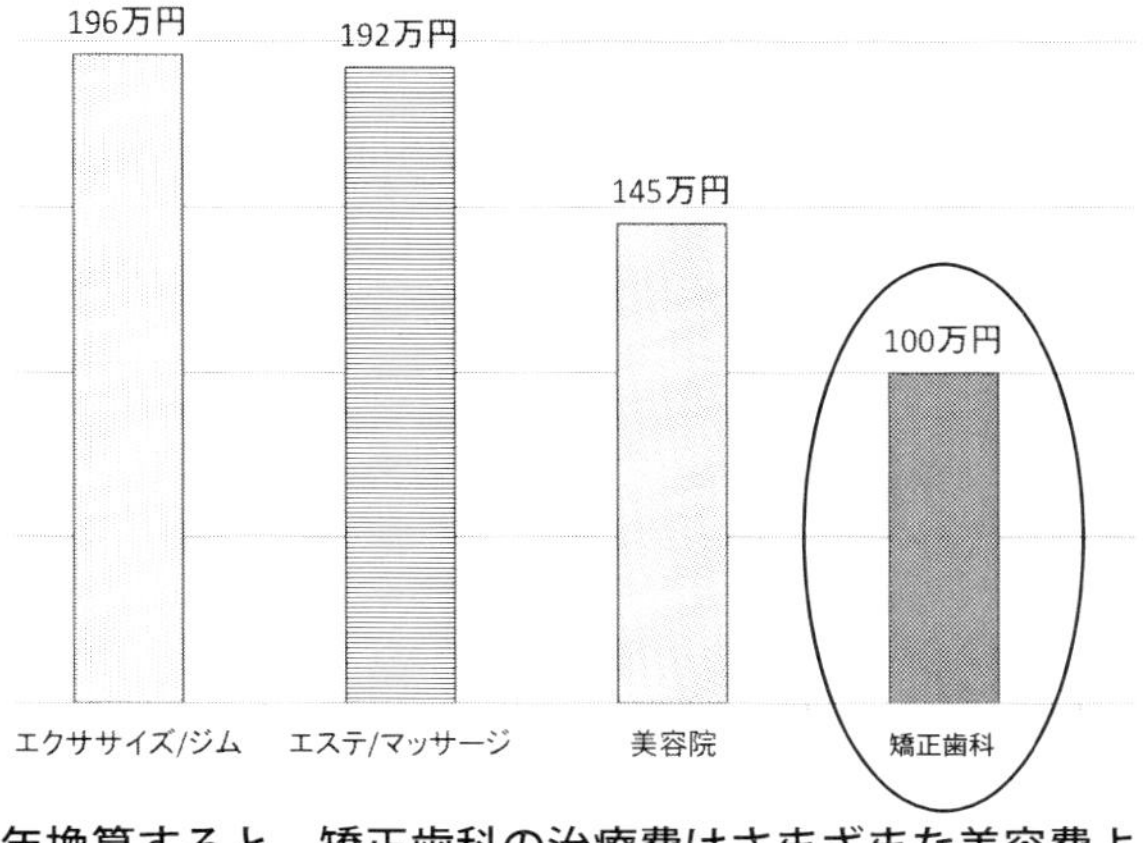

20年換算すると、矯正歯科の治療費はさまざまな美容費よりも安い。長い目で見ると、その価値の高さがわかる。

「美容にかかる費用の比較調査」より
（アライン・テクノロジー・ジャパン株式会社　2017年6月実施）

度治療を完了させれば、その後もずっと効果が続きます。長い目で見れば、決して高額な治療ではないのです。

デンタルローンが可能な歯科医院も増えているので、一度の支払いが無理な場合でも、相談をしてみてください。

口元のコンプレックスを抱えたまま過ごすよりも、思い切って矯正治療を受けて、自信に満ちた豊かな人生を送ってほしい。それが私たちの願いです。

Q. 歯科医なら誰でもインビザラインで治療できる？

いいえ。矯正治療にインビザライン・システムを導入する場合は、まず、アラインン・テクノロジー社の認定コースを受講しなければなりません。

また、受講するには、5年以上の矯正治療の経験が必要です。この認定コースを修了した歯科医でなければ、インビザラインによる矯正治療はできません。

さらに、インビザラインには症例数に応じた10のプロバイダーランク（プロンズ、シルバー、ゴールド、プラチナなど）が設定されています。あおば会の大垣スイトスクエア歯科・矯正歯科、松戸やぎり歯科・矯正歯科、越谷レイクタウン南口歯科・矯正歯科は、１５０症例以上の「ダイヤモンド」です。

必ずしも「症例数が少ない」＝「腕が悪い」というわけではありませんが、経験が多いほど、幅広い症例に対応できる歯科医であることは間違いありません。

Q．アライナーを紛失したり、壊してしまったときは？

治療開始時にすべてのアライナーを患者さんにお渡しするため、アライナーの管理は患者さんの責任となります。

しかし、外出先で食事や歯磨きのために外したアライナーを、そのまま忘れてきてしまったり、うっかり落としたり踏んづけたりして壊してしまうことは、決して珍しくありません。

慌てず、担当歯科医に連絡を取って事情を話しましょう。一つ前のアライナーか、一つ先のアライナーを代用として装着するなど、対策を教えてくれるはずです。代用で問題なければ、そのまま治療を続けられます。

再度発注することになっても、通院の必要はありません。アライン社に患者さんのデータが残っているため、それをもとに製造してくれます。

また、すでに述べた通り、あおば会では治療費に3回分の無料再製を含んでいるため、追加費用もかかりません。

Q. アライナーはどんな手入れが必要？

2週間同じアライナーを装着するため、歯磨きをするときに、外したアライナーもしっかり洗浄することをお勧めします。基本的には水洗いで唾液を落とすだけで問題ありません。汚れが付着していたら、歯ブラシでブラッシングをします。汚れが付着したまま放置すると、臭いや着色の原因になります。また、アライナーをつけたまま水以外の飲み物を飲むと、その飲料の色がついてしまうことがあるので、注意してください。アライナー専用の洗浄剤があるため、必要なときは担当歯科医にご相談ください。

また、置き忘れを防ぎ、清潔さを保つために、外出する際は必ず専用のケースを携帯し、外したアライナーはケースの中に入れるようにしましょう。

Q．インビザラインで部分矯正は可能？

可能です。インビザラインには、前歯の軽微なズレやすきっ歯、歯の後戻りの改善など、軽度の不正咬合や部分矯正に特化した『インビザライン・ライト』があります。

インビザライン・ライトは、１４枚のアライナー（治療期間は約７カ月）で治療が終了する場合に適用され、通常のインビザラインよりも治療費が安く抑えられるというメリットがあります。

ただし「前歯が１本歪んでいるだけ」と思っても、精密検査をした結果、その原因が奥歯にあり、歯全体を動かす必要があると歯科医が判断したときは、インビザライン・ライトでは治療できません。

Q. 治療中はどれくらい痛みがある？

矯正治療は、歯の進行方向に力をかけながら動かすため、歯が動くときに痛みが発生します。

インビザラインはアライナーが歯の一本一本を包み込み、複数の方向から優しく力を加えるため、他の矯正治療よりも痛みが少ないのが特徴です。とくにワイヤー矯正の経験がある患者さんには「以前と比べたら、ぜんぜん痛くない」と喜んでいただいています。

新しいアライナーに替えた初日は歯にかかる圧力が強いため、人によっては痛みを感じたり「きついな」と思うことがありますが、大抵は2～3日で感じなくなります。

違和感や痛みが強い場合は、治療に対するモチベーションの低下にも繋がるため、担当歯科医に相談してください。

Q. 毎日、装着時間を守り続けるコツは？

虫歯の治療のときは、歯科医が歯を削ったり詰めたりしてくれるため、患者さんがすべきことはほとんどありません。「先生におまかせ」していれば、治療は終わっていました。

しかしインビザラインは、患者さん自身がしっかりと1日の目標時間を守ってアライナーを装着しなければ、歯は動きません。患者さん自身の手で自分の歯並びを治療する、といっても過言ではありません。

そのため「毎日きっちりアライナーを装着できる人でなければ効果がない」「モチベーションが維持できなければ中断しがち」など、ハードルが高いと感じる人もいるようです。

ですが、実際に治療を受けている患者さんたちはみな、前向きに治療に取り組んでいます。小学生や中学生でも、中断する人はほとんどいません。

なぜなら、患者さん自身が「自分の歯がどのように動いて、どんな歯並びになるのか」を知っているからです。毎日鏡を見て、歯がきちんと治療計画通りに動いていることを確認できれば、モチベーションは自然と上がっていきます。

担当医の話をしっかりと聞き、不明点や不安要素をなくし、「最低1日16時間以上アライナーを装着する」というルールを守って、キレイな歯並びになっていく過程を楽しむこと。それが、治療を成功させるコツといえるでしょう。

あとがき

ここまでお読みいただき、ありがとうございます。

サブタイトルの「9割の患者が支持する」という文言は、決して誇張ではありません。それは私たちの医院だけではなく、インビザラインで矯正治療を受けた、全世界の患者さんの満足度を表す数字です。

そして、多くのインビザラインの患者さんは、高い満足度を誇る治療であることを実感し、こう言います。

「**もっと早く受けておけばよかった**」

本書を手にとってくださった方々が、一日も早く不正咬合のコンプレックスや体の不調から解放され、笑顔で健康な毎日を過ごせるよう、祈っています。

平成30年　11月　吉日

亀山哲郎　阿部伸太郎　北野高規

越谷レイクタウン南口歯科・矯正歯科

診療時間	月	火	水	木	金	土	日	祝
9:00~13:00	○	○	○	○	○	○	/	/
15:00~19:30	○	○	○	○	○	△ 14:00~17:00	/	/

☎ 048-961-8001

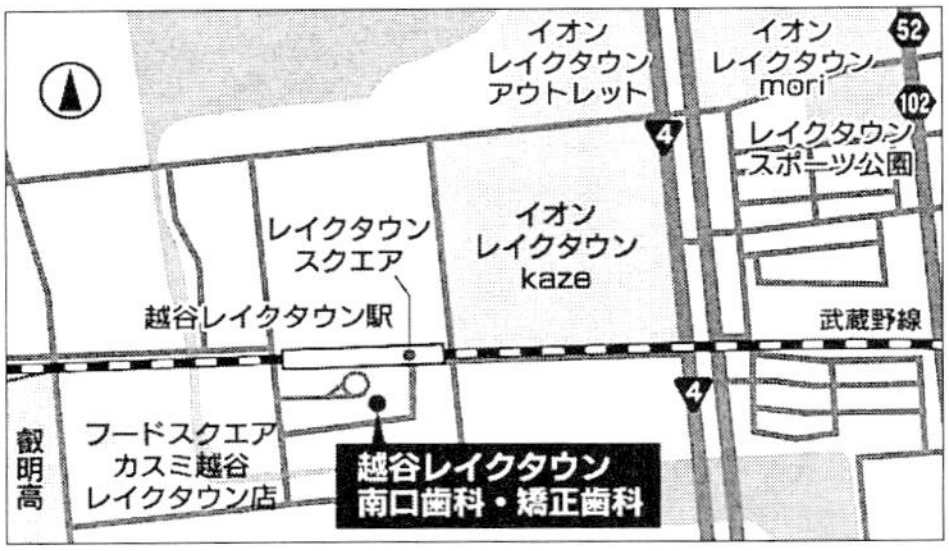

埼玉県越谷市レイクタウン８－１０－９

（JR 武蔵野線「越谷レイクタウン駅」目の前）

インビザラインや歯科矯正について、お気軽にご相談ください。

＜医療法人あおば会　歯科医院のご案内＞

大垣スイトスクエア歯科・矯正歯科

診療時間	月	火	水	木	金	土	日	祝
9:30~13:00	○	/	○	○	○	△ 9:00~13:00	△ 9:00~13:00	/
15:00~20:00	○	/	○	○	○	/	/	/

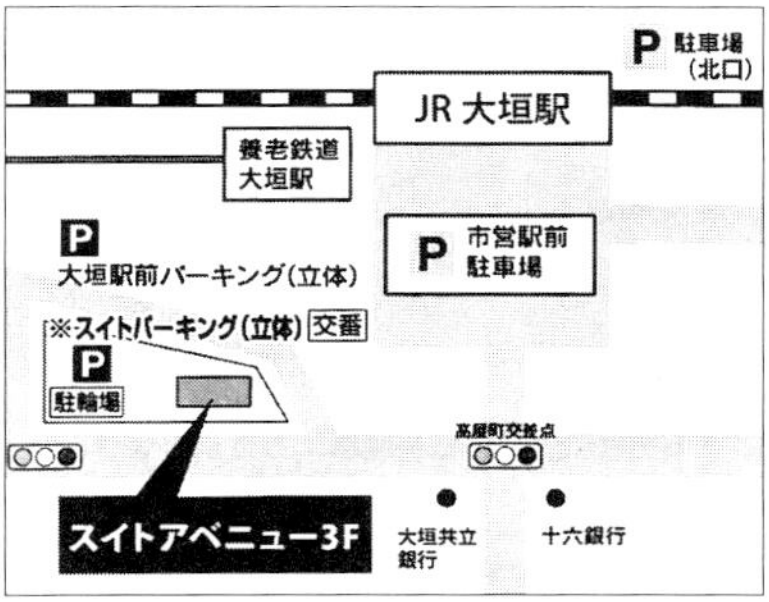

☎ 0584-75-3700

岐阜県大垣市宮町１－１
スイトアベニュー３階

（JR 東海道本線・養老鉄道・樽見鉄道
「大垣駅」南口　徒歩 3 分）

松戸やぎり歯科・矯正歯科

診療時間	月	火	水	木	金	土	日	祝
9:30~13:00	○	○	○	○	○	○	/	/
15:00~20:00	○	○	○	○	○	△ 14:00~17:00	/	/

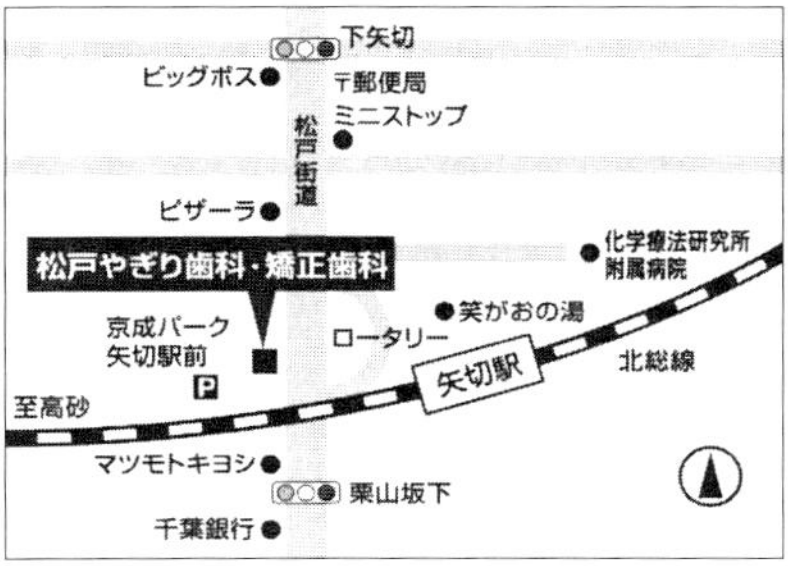

☎ 047-710-9855

千葉県松戸市下矢切１５０－２６
（北総鉄道北総線「矢切駅」すぐ）

著者プロフィール

【亀山哲郎】医療法人あおば会 理事長
東京医科歯科大学歯学部大学院博士課程修了（医学博士）。医療法人スワン会理事、新宿スワン歯科・矯正歯科院長を経て、医療法人あおば会理事長に就任、現在に至る。

【阿部伸太郎】松戸やぎり歯科・矯正歯科　院長
東京歯科大学卒業。埼玉の歯科医院で勤務医、分院長、副院長として勤務した後、松戸やぎり歯科・矯正歯科の院長に就任し、現在に至る。

【北野高規】大垣スイトスクエア歯科・矯正歯科　院長
朝日大学歯学部卒業。大垣スイトスクエア歯科・矯正歯科で勤務医として従事。のちに院長に就任し、現在に至る。

透明で目立たないマウスピース矯正“インビザライン”
９割の患者が支持する最先端の歯科矯正　〈検印省略〉

2018年12月　5日　初版発行
2019年10月25日　初版２刷発行
2022年　6月　10日　初版３刷発行

著　者――亀山哲郎　阿部伸太郎　北野高規
発行者――高木伸浩
発行所――ライティング株式会社
〒603-8313 京都府京都市北区紫野下柏野町22-29
TEL：075-467-8500　FAX：075-468-6622
発売所――株式会社星雲社
〒112-0005 東京都文京区水道1-3-30
TEL：03-3868-3275

カバーイラスト：片岡ミチ　装幀：中西智子　本文挿絵：jyuri-
印刷製本：有限会社ニシダ印刷製本

ISBN978-4-434-25412-3　C0047　¥1400E